U0873054

专病中西医结合诊疗丛书

糖尿病的中西医结合治疗

倪海祥　黄　琦　主编

科学出版社
北　京

内 容 简 介

本书从中西医结合角度，针对糖尿病的基础知识，临床诊断，各种急、慢性并发症的中西医治疗，患者自我管理，糖尿病的多级预防，最新国内外研究进展等多方面内容进行详尽的介绍，给出糖尿病中西医结合诊疗方案，为糖尿病的中西医结合治疗提供实用性的建议和指导。

本书适合于从事糖尿病专科的中医、中西医结合临床医师及医学生、护理工作者使用，也可供糖尿病患者及其家属参考使用。

图书在版编目(CIP)数据

糖尿病的中西医结合治疗/倪海祥，黄琦主编. —北京：科学出版社，2018.8
(专病中西医结合诊疗丛书)
ISBN 978-7-03-058274-4

Ⅰ. ①糖… Ⅱ. ①倪… ②黄… Ⅲ. ①糖尿病—中西医结合疗法 Ⅳ. ①R587.105

中国版本图书馆 CIP 数据核字(2018)第 158965 号

责任编辑：陆纯燕
责任印制：黄晓鸣 / 封面设计：殷 靓

科学出版社 出版
北京东黄城根北街 16 号
邮政编码：100717
http://www.sciencep.com
南京展望文化发展有限公司排版
广东虎彩云印刷有限公司印刷
科学出版社发行 各地新华书店经销
*
2018 年 8 月第 一 版 开本：787×1092 1/16
2025 年 1 月第八次印刷 印张：12 1/2
字数：243 000

定价：65.00 元

(如有印装质量问题，我社负责调换)

《糖尿病的中西医结合治疗》
编辑委员会

前言

狄更斯在100多年前曾说:“这是最好的时代,这是最坏的时代。”诚然,放眼全球,随着人们生活水平的提高,在越来越多的疾病被攻克甚至消灭的今天,糖尿病的发病率却以惊人的速度与日俱增。据国际糖尿病联盟(International Diabetes Federation, IDF)最新报告,2017年全球约4.25亿成人患糖尿病,预计到2045年,糖尿病患者可能达到6.29亿。中国大陆糖尿病患病率为10.9%,2017年中国大陆成人(20~79岁)糖尿病患病人数约1.144亿,位于全球第一。糖尿病作为慢性病不仅降低了患者的生活质量,其急、慢性并发症更是严重危害着患者的健康及生命;糖尿病患者数量的日趋庞大也对国家医疗保健系统造成了巨大负担。另外,我们也欣喜地看到,近年来国内外科学家及医务工作者在糖尿病研究的各个领域取得了巨大突破,从英国糖尿病前瞻性研究(UKPDS)到大庆研究,再到ADVANCE研究,从以往较少的治疗方法到目前各种新型口服降糖药物和胰岛素的研发成功,从单纯关注治疗效果到对药物安全性的重视度提高,糖尿病患者有了更多的获益,更好、更高的生存质量。

作为在临床一线工作多年的内分泌科医生,编写《糖尿病的中西医结合治疗》这本书,旨在为更多有志于从事糖尿病专科的中西医结合医生提供简明实用的糖尿病诊治规范及用药经验。

本书共分为五篇:基础篇,从西医方面介绍糖尿病的分型、病因、发病机制和自然史;从中医方面则介绍糖尿病的病因病机、历代论述等。诊断篇,介绍糖尿病的诊断方法,包括糖尿病急性并发症如酮症酸中毒、高渗高血糖综合征、乳酸酸中毒等,慢性并发症如糖尿病微血管、大血管病变、糖尿病足病等的诊断方法。治疗篇,一方面详细介绍糖尿病的健康教育,口服降糖药物及胰岛素的应用,各种急、慢性并发症的治疗,糖尿病患者围手术期管理及手术治疗等;另一方面则介绍糖尿病及其并发症的中医辨证论治方法,常用中成药,单药、对药,名家经验,以及在治疗糖尿病方面的一些特色经验。预防篇,结合最新的研究成果,介绍了糖尿病的三级预防策略。现代研究篇,对糖尿病流行病学、筛查与早期诊断、药物及并发症治疗等各个方面的国内外最新研究成果做了详细介绍。

在本书的编写过程中，感谢所有编写人员的辛勤劳动。书中难免有缺漏和不当之处，敬请广大读者提出宝贵意见。

倪海祥

2017年11月

目录

预　防　篇

现代研究篇

基础篇

第一章　西 医 基 础

第一节　概　　述

糖尿病是一组以慢性血葡萄糖(简称血糖)水平增高为特征的代谢性疾病，是由于胰岛素分泌和(或)作用缺陷所引起。长期碳水化合物及脂肪、蛋白质代谢紊乱可引起多系统损害，导致眼、肾、神经、心脏、血管等组织器官的慢性进行性病变、功能减退及衰竭；病情严重或应激时可发生急性严重代谢紊乱，如糖尿病酮症酸中毒、高血糖高渗综合征等。本病会使患者生活质量降低，寿命缩短，病死率增高，应积极防治。

糖尿病是常见病、多发病，其患病率正随着人民生活水平的提高、人口老龄化、生活方式改变而迅速上升，呈逐渐增长的流行趋势。糖尿病已成为继心血管病和肿瘤之后的第三大非传染性疾病，严重威胁着全球人类健康。据 IDF 最新报告，2017 年全球约 4.25亿成人患糖尿病，预计到 2045 年，糖尿病患者可能达到 6.29 亿。2007 年、2008 年中华医学会糖尿病学分会(Chinese Diabetes Society，CDS)在我国部分地区开展的糖尿病流行病学调查显示，在 20 岁以上的人群中，糖尿病患病率为9.7%，更有高达15.5%的人群诊断为糖尿病前期[1]。在 IDF 最新报告中，2017 年中国大陆成人(20～79 岁)糖尿病患病人数约 1.144 亿，患病率为 10.9%，位于全球第一。

糖尿病不仅给患病个体带来了肉体和精神上的损害并导致寿命的缩短，还给个人、国家带来了沉重的经济负担。CDS 在 2007 年、2008 年开展的糖尿病经济负担调查发现，与正常血糖人群相比，糖尿病患者住院的天数增加 1 倍，就诊次数增加 2.5 倍，医疗花费增加了 2.4 倍。病程超过 10 年的糖尿病患者与病程在 5 年之内者相比，医疗费用增加了近 3 倍。2011 年全球共有 460 万人死于糖尿病，当年糖尿病的全球医疗花费达 4 650亿美元[2]。

我国自 1995 年制定了国家《糖尿病防治纲要》指导全国的糖尿病防治工作后，CDS 已出版多个糖尿病相关指南，包括《中国 2 型糖尿病防治指南》《中国 1 型糖尿病诊治指南》《中国 1 型糖尿病胰岛素治疗指南》《中国糖尿病医学营养治疗指南》《中国糖尿病运动治疗指南》《中国糖尿病护理及教育指南》《中国血糖监测临床应用指南》《中国动态血糖监测临床应用指南》《中国高血糖危象诊断与治疗指南》等，以及各类相关专家共识，并多次修订，以指导我国糖尿病防治临床工作。

第二节　糖尿病的分型

糖尿病的分型是依据对糖尿病的临床表现、生理病理，以及病因的认识而建立的综合分型。近十余年来由于对糖尿病的病因、分子生物学和免疫学研究获得了大量突破性的进展，于 1997 年经美国糖尿病协会（American Diabetes Association，ADA）委员会报告公布，提出了更新糖尿病分型和诊断标准的建议，并于 1998 年、1999 年经世界卫生组织（World Health Organization，WHO）咨询委员会认可。目前国际上通用 WHO 糖尿病专家委员会提出的病因学分型标准(1999)。

一、1 型糖尿病(T1DM)

胰岛 β 细胞破坏，常导致胰岛素绝对缺乏。

1. 自身免疫性

急性型及缓发型。

2. 特发性

无自身免疫证据。

二、2 型糖尿病(T2DM)

从以胰岛素抵抗为主伴胰岛素分泌不足到以胰岛素分泌不足为主伴胰岛素抵抗。

三、其他特殊类型糖尿病

其他特殊类型糖尿病是在不同水平上(从环境因素到遗传因素或两者之间互相作用)病因学相对明确的一些高血糖状态。

(一) 胰岛 β 细胞功能的基因缺陷

(1) 青年人中的成年发病型糖尿病　　迄今已发现青年人中的成年发病型糖尿病(maturity-onset mellitus diabetes of the young，MODY)有 6 种亚型，按其发现先后，分别为不同的基因突变所致：MODY1/肝细胞核因子 4α(HNF－4α)、MODY2/葡萄糖激酶(GCK)、MODY3/肝细胞核因子1α(HNF－1α)、MODY4/胰岛素启动子 1(IPF1)、MODY5/肝细胞核因子 1β(HNF － 1β)、MODY6/神经源性分化因子 1(Neuro

D1/BETA2)。

(2) 线粒体基因突变糖尿病。

(3) 其他。

(二) 胰岛素作用的基因缺陷

A 型胰岛素抵抗、矮妖精貌综合征、Rabson - Mendenhall 综合征、脂肪萎缩型糖尿病等。

(三) 胰腺外分泌疾病

胰腺炎、创伤/胰腺切除术、肿瘤、囊性纤维化病、血色病、纤维钙化性胰腺病等。

(四) 内分泌病

肢端肥大症、库欣综合征、胰升糖素瘤、嗜铬细胞瘤、甲状腺功能亢进症、生长抑素瘤、醛固酮瘤等。

(五) 药物或化学品所致糖尿病

吡甲硝苯脲(vacor.一种毒鼠药)、喷他脒、烟酸、糖皮质激素、甲状腺激素、二氮嗪、β肾上腺素受体激动剂、噻嗪类利尿药、苯妥英钠、α-干扰素等。

(六) 感染

先天性风疹、巨细胞病毒等。

(七) 不常见的免疫介导糖尿病

Moersch Woltmann 氏综合征、抗胰岛素受体抗体(B 型胰岛素抵抗)、胰岛素自身免疫综合征等。

(八) 其他与糖尿病相关的遗传性综合征

其他与糖尿病相关的遗传性综合征包括唐氏(Down)综合征、克氏(Klinefelter)综合征、特纳(Turner)综合征、Wolfram 综合征、弗里德赖希(Friedreich)共济失调、亨廷顿(Huntington)舞蹈症、劳-穆-比(Laurence-Moon-Biedl)综合征、强直性肌营养不良症、卟啉病、Prader - Willi 综合征等。

四、妊娠糖尿病

妊娠糖尿病(gestational diabetes mellitus, GDM)为妊娠期起病或首次发现的不同程度高血糖，包括妊娠前未被识别的糖耐量异常和糖尿病，虽然大部分患者在分娩后血糖恢复正常，但是不管妊娠后高血糖是否恢复正常，均可认为是GDM。而已知糖尿病患者（可以是1型、2型或特殊类型）的妊娠不在此列，后者应称为“糖尿病合并妊娠”。

在糖尿病自然进程中的任何阶段都可以进行病因学分型。某些类型糖尿病甚至在血糖正常时即可发现导致糖尿病的病因，如在正常血糖的个体出现胰岛细胞抗体，提示这一个体可能存在1型糖尿病的自身免疫过程。某些患者最初仅能根据其临床特征划入不同阶段，随着对患者糖尿病病因的了解，进一步进行病因学分型。

需要注意的是，糖尿病的分型方法将随着对糖尿病本质认识的进步和深化而逐渐丰富，而目前我们对糖尿病的认识尚未完善，故现行的分型分类方法是暂时的，今后还会不断修改。

第三节　糖尿病的病因、发病机制和自然史

糖尿病的病因和发病机制极为复杂，目前尚未完全阐明。糖尿病不是单一疾病，而是复合病因引起的综合征，是包括遗传及环境因素在内的多种因素共同作用的结果。胰岛素由胰岛β细胞合成和分泌，经血循环到达体内各组织器官的靶细胞，与特异受体结合并引发细胞内物质代谢效应，这整个过程中任何一个环节发生异常均可导致糖尿病。

高血糖的产生主要来自胰岛素的缺乏和周围胰岛素敏感组织特别是骨骼肌、脂肪对胰岛素的抵抗。一些因素特别是自身免疫反应对胰岛β细胞的破坏引起的胰岛素释放不足或缺乏；某些基因突变致使胰岛素释放减少和胰岛素氨基酸结构的改变使胰岛素作用效能下降，构成胰岛β细胞和胰岛素的原发性改变，是引起血糖升高的重要因素，这些因素可以引起糖尿病的快速发病或相对缓慢发病。但临床上最常见的糖尿病是不同程度的胰岛素抵抗及β细胞失代偿所导致的血糖的缓慢升高，它与年龄、饮食、肥胖、其他生活方式、相关脂代谢紊乱密切关联。

总的来说，遗传及环境因素共同参与其发病。在遗传缺陷的基础上，环境因素的作用可以导致糖尿病的发病，但是我们至今对多数糖尿病患者的遗传基础仍然知之甚少。糖尿病的基本病理生理基础是胰岛素抵抗和胰岛素缺乏，事实上不论两者谁发生在先，在相互作用的动态发病过程中往往最终都合并发生。慢性的发病过程愈长，两者合并发生的概率愈高。在胰岛β细胞迅速损毁、急性起病型的儿童或青少年糖尿病中，一般出现胰岛素抵抗少见，多数仅需要生理剂量的胰岛素治疗。而在慢性自身免疫损毁的成年人糖尿病，胰岛素缺乏可以和胰岛素抵抗并存，胰岛素敏感组织的糖转运蛋白GluT4的表达、易位和活化均需要胰岛素的刺激，胰岛素缺乏可以使其数量和功能下降，导致靶细胞对胰岛素的不敏感。迄今在多数糖尿病患者仍然不清楚胰岛素缺乏和

胰岛素抵抗哪个先发生。胰岛素的作用和胰岛素的释放之间存在密切、灵敏的闭环式负反馈调节机制，糖尿病发病时往往同时合并胰岛素释放和作用的缺陷。以胰岛素抵抗为主的患者，早期可有胰岛素高分泌，以后亦将逐渐出现胰岛素的缺乏。糖尿病其他一些重要的病理生理改变、肝脏糖代谢的异常均与激素的紊乱有关。空腹肝脏葡萄糖释放的增加和餐后不受抑制，即餐后肝糖周转加强(一方面肝脏从血循环摄取餐后葡萄糖，另一方面释放葡萄糖进入血液)，以及胰升糖素的分泌加强，也构成糖尿病的病理生理改变；新的研究陆续发现糖尿病有关的激素异常，如瘦素、脂联素、抵抗素等。

在糖尿病的自然进程中，不论其病因如何，都会经历几个阶段：患者已存在糖尿病相关的病理生理改变(如自身免疫抗体阳性、胰岛素抵抗、胰岛β细胞功能缺陷)相当长时间，但糖耐量仍正常。随病情进展首先出现葡萄糖调节受损(impaired glucose regulation, IGR)，包括空腹葡萄糖降低(impaired fasting glucose, IFG)和糖耐量减低(impaired glucose tolerance, IGT)，两者可分别或同时存在。IGR代表了正常葡萄糖稳态和糖尿病高血糖之间的中间代谢状态，最后进展至糖尿病。

一、1型糖尿病

绝大多数1型糖尿病是自身免疫性疾病，遗传因素和环境因素共同参与其发病过程。某些外界因素作用于有遗传易感性的个体，激活T淋巴细胞介导的一系列自身免疫反应，引起选择性胰岛β细胞破坏和功能衰竭，体内胰岛素分泌不足进行性加重，导致糖尿病。

(一) 多基因遗传因素

1型糖尿病多基因遗传系统至少包括IDDM1/HLA、IDDM2/INS5′VNTR、IDDM3～IDDM13、IDDM15等。其中IDDM1和IDDM2分别构成1型糖尿病遗传因素的42%和10%，IDDM1为1型糖尿病易感性的主效基因，其他为次效基因。

HLA是一种细胞表面的糖蛋白，由HLA复合体所编码。HLA复合体位于人类第6对染色体短臂，其功能基因可被分为三类：Ⅰ类基因包括HLA-A、HLA-B、HLA-C等；Ⅱ类基因包括HLA-DR、DQ和DP等；Ⅲ类基因主要编码补体、肿瘤坏死因子(tumor necrosis factor, TNF)等。HLA经典Ⅰ类及Ⅱ类分子均为抗原递呈分子，可选择性结合抗原肽段，转移到细胞表面，被T淋巴细胞受体所识别，启动免疫应答反应。IDDM1包含HLA区域与1型糖尿病关联的一组连锁位点，主要是HLA-DRB1、DQA1和DQB1，它们的易感或保护效应强弱不等，IDDM1关联是HLA-DRB1、DQA1和DQB1的综合效应。由于HLA复合体是一组紧密连锁的基因群，这些连锁在一条染色体上的等位基因构成一个单倍型(haplotype)，在遗传过程中，HLA单倍型作为一个完整的遗传单位由亲代传给子代，更能反映与1型糖尿病的关联，不同民族、不同地区报道的与1型糖尿病易感性关联的单倍型不尽相同。

IDDM2/INS5′VNTR是1型糖尿病第二位重要的基因，它是胰岛素基因(INS)旁5′调控区转录起始点前一可变数量的串联重复序列(5′VNTR)。根据串联重复单位的数目可将VNTR分为Ⅰ类、Ⅱ类及Ⅲ类等位基因。Ⅰ类短VNTR与对1型糖尿病的易感性有关，Ⅱ类长VNTR与对1型糖尿病的保护性有关。认为后者的显性保护效应与其诱发自身免疫耐受有关。

1型糖尿病存在着遗传异质性，遗传背景不同的亚型其病因及临床表现不尽相同。

(二) 环境因素

1. 病毒感染

据报道与1型糖尿病有关的病毒包括风疹病毒、腮腺炎病毒、柯萨奇病毒、脑心肌炎病毒和巨细胞病毒等。病毒感染可直接损伤胰岛β细胞，迅速大量破坏β细胞或使细胞发生微细变化、数量逐渐减少。病毒感染还可损伤胰岛β细胞而暴露其抗原成分、启动自身免疫反应，这是病毒感染导致胰岛β细胞损伤的主要机制。

2. 化学毒性物质和饮食因素

链脲佐菌素和四氧嘧啶糖尿病动物模型，以及灭鼠剂吡甲硝苯脲所造成的人类糖尿病可属于非自身免疫性胰岛β细胞破坏(急性损伤)或自身免疫性胰岛β细胞破坏(小剂量、慢性损伤)。母乳喂养期短或缺乏母乳喂养的儿童1型糖尿病发病率增高，认为血清中存在的与牛乳制品有关的抗体可能参与β细胞破坏过程。

(三) 自身免疫

许多证据提示1型糖尿病为自身免疫性疾病：① 遗传易感性与HLA区域密切相关，而HLA区域与免疫调节，以及自身免疫性疾病的发生有密切关系；② 常伴发其他自身免疫性疾病，如慢性淋巴细胞性甲状腺炎、原发性慢性肾上腺皮质功能减退症(Addison disease)等；③ 早期病理改变为胰岛炎，表现为淋巴细胞浸润；④ 许多新诊断患者存在各种胰岛细胞抗体；⑤ 免疫抑制治疗可预防小剂量链脲佐菌素所致动物糖尿病；⑥ 同卵双生子中有糖尿病的一方从无糖尿病一方接受胰腺移植后迅速发生胰岛炎和β细胞破坏。在遗传的基础上，病毒感染或其他环境因素启动了自身免疫过程，造成胰岛β细胞破坏和1型糖尿病的发生。

1. 体液免疫

已发现90%新诊断的1型糖尿病患者血清中存在胰岛细胞抗体，比较重要的有胰岛细胞胞浆抗体(ICA)、胰岛素自身抗体(IAA)、谷氨酸脱羧酶(GAD)抗体和胰岛抗原2(IA-2)抗体等。胰岛细胞自身抗体检测可预测1型糖尿病的发病及确定高危人群，并可协助糖尿病分型及指导治疗。GAD抗体和IA-2抗体还可能通过“分子模拟”机制，导致胰岛β细胞损伤。

2. 细胞免疫

在1型糖尿病的发病机制中，细胞免疫异常更为重要。1型糖尿病是T细胞介导的自身免疫性疾病，免疫失调体现在免疫细胞比例失调及其所分泌细胞因子或其他介质相互作用紊乱，其间关系错综复杂，现人为将其简单分为三个阶段。

(1) 免疫系统的激活　是指T淋巴细胞与胰岛β细胞的相互识别、接触及免疫细胞的激活。当免疫耐受遭到破坏时，胰岛β细胞自身成分可能被当成抗原物质；或在环境因素作用下，病毒感染、化学毒物或食物因素直接或间接使胰岛β细胞自身抗原得以表达或因细胞损伤而被释放出来。抗原被巨噬细胞摄取、加工，所形成的多肽片段与巨噬细胞内HLAⅡ类分子的肽结合区结合成复合物，转运至巨噬细胞膜表面，被提呈给辅助性T淋巴细胞(Th)。巨噬细胞和Th在此过程中被激活，释放干扰素-γ(IFN-γ)、白细胞介素1β(IL-1β)和各种细胞因子，募集更多的炎症细胞，产生免疫放大效应。

(2) 免疫细胞释放各种细胞因子　Th按照所分泌淋巴因子不同分为Th1和Th2两个亚类。Th1主要分泌IL-1、IL-2、TNF-α、TNF-β、INF-γ等；Th2主要分泌IL-4、IL-5和IL-10等。各种细胞因子在胰岛自身免疫炎症反应及β细胞杀伤中发挥不同作用。总的来说，有的细胞因子促进胰岛炎症反应，大量破坏β细胞，如IL-12、IL-2、INF-γ等；有的细胞因子下调自身免疫性，对β细胞有保护作用，如IL-4、IL-10等；有的细胞因子表现为双向作用，如IL-1和TNF-α，但当它们在外周血及局部组织中浓度显著增高时，主要表现为β细胞损伤作用；细胞因子之间还可产生协同效应。上述提示Th1和Th2之间存在相互调节和制约的关系，T1DM患者Th1及其细胞因子比例增高，Th2及其细胞因子比例降低，免疫调节紊乱与T1DM发病有密切关系。

(3) 胰岛β细胞损伤的机制　免疫细胞通过各种细胞因子(IL-1β、TNF-α、INF-γ等)或其他介质单独或协同、直接或间接造成β细胞损伤，促进胰岛炎症形成。T1DM胰岛β细胞破坏可由于坏死或凋亡，其中凋亡更为重要。

(四) 自然史

T1DM的发生发展经历以下阶段：

1) 个体具有遗传易感性，在其生命的早期阶段并无任何异常。

2) 某些触发事件如病毒感染引起少量胰岛β细胞破坏并启动自身免疫过程。

3) 出现免疫异常，可检测出各种胰岛细胞抗体。

4) 胰岛β细胞数目开始减少，仍能维持糖耐量正常。

5) 胰岛β细胞持续损伤达到一定程度时(通常只残存10%～20% β细胞)，胰岛素分泌不足，糖耐量降低或出现临床糖尿病，需用胰岛素治疗。

6) 最后胰岛β细胞几乎完全消失，需依赖胰岛素维持生命。

二、2 型糖尿病

2 型糖尿病也是复杂的遗传因素和环境因素共同作用的结果，目前对 2 型糖尿病的病因仍然认识不足，2 型糖尿病可能是一种异质性情况。

（一）遗传因素与环境因素

2 型糖尿病是由多个基因及环境因素综合引起的复杂病，其遗传特点如下：

1）参与发病的基因很多，分别影响糖代谢有关过程中的某个中间环节，而对血糖值无直接影响。

2）每个基因参与发病的程度不等，大多数为次效基因，可能有个别为主效基因。

3）每个基因只是赋予个体某种程度的易感性，并不足以致病，也不一定是致病所必需。

4）多基因异常的总效应形成遗传易感性。

环境因素包括人口老龄化、现代生活方式、营养过剩、体力活动不足、子宫内环境，以及应激、化学毒物等。在遗传因素和上述环境因素共同作用下所引起的肥胖，特别是中心性肥胖，与胰岛素抵抗和 2 型糖尿病的发生有密切关系。

（二）胰岛素抵抗和 β 细胞功能缺陷

在存在胰岛素抵抗的情况下，如果 β 细胞能代偿性增加胰岛素分泌，则可维持血糖正常；当 β 细胞功能有缺陷、对胰岛素抵抗无法代偿时，就会发生 2 型糖尿病。胰岛素抵抗和胰岛素分泌缺陷是 2 型糖尿病发病机制的两个要素，不同患者的胰岛素抵抗和胰岛素分泌缺陷所具有的重要性不同，同一患者在疾病进展过程中两者的相对重要性也可能发生变化。

1. 胰岛素抵抗

胰岛素抵抗指胰岛素作用的靶器官（主要是肝脏、肌肉和脂肪组织）对胰岛素作用的敏感性降低。胰岛素降低血糖的主要机制包括抑制肝脏葡萄糖产生（hepatic glucose production，HGP）、刺激内脏组织（肝和胃肠道）对葡萄糖的摄取，以及促进外周组织（骨骼肌、脂肪）对葡萄糖的利用。

组织中胰岛素作用主要涉及胰岛素受体及其调节过程、受体后信息传递至发挥效应的过程，以及影响体脂含量和分布异常的过程等。遗传因素可能引起上述生物学过程中有关环节多种基因的多态性或突变，胰岛素抵抗可能是多种基因细微变化叠加效应的后果。环境因素中主要为摄食过多、体力劳动过少导致肥胖（尤其是中心性肥胖），可引起一系列代谢变化和细胞因子的表达异常，如游离脂肪酸（free fatty acid，FFA）、TNF－α、瘦素、抵抗素等增加和脂联素降低，以及慢性内质网应激等，进一步抑制胰岛素信号转导途径，加重胰岛素抵抗。

2. β细胞功能缺陷

2型糖尿病的β细胞功能缺陷的主要表现如下：

(1) 胰岛素分泌量的缺陷　随着空腹血糖浓度增高，最初空腹及葡萄糖刺激后胰岛素分泌代偿性增多(但相对于血糖浓度而言，胰岛素分泌仍是不足的)；但当空腹血糖浓度进一步增高时，胰岛素分泌反应逐渐降低。

(2) 胰岛素分泌模式异常　静脉葡萄糖耐量试验(intravenous glucose tolerance test, IVGTT)中第一时相胰岛素分泌减弱或消失；口服葡萄糖耐量试验(oral glucose tolerance test, OGTT)中早期胰岛素分泌延迟、减弱或消失；胰岛素脉冲式分泌削弱。

(3) 胰岛素分泌质的缺陷　胰岛素元与胰岛素的比例增加等。

影响胰岛β细胞分泌胰岛素的生物学过程主要包括β细胞胰岛素合成及分泌过程、损伤过程，以及再生、修复过程。影响上述过程的遗传因素、各种原因引起的β细胞数量减少、胰岛淀粉样沉积物等均可导致β细胞功能缺陷。低体重儿、胎儿期或出生早期营养不良可损伤β细胞发育。

(三) 葡萄糖毒性和脂毒性

在糖尿病发生发展过程中所出现的高血糖和脂代谢紊乱可进一步降低胰岛素敏感性和损伤胰岛β细胞功能，分别称为"葡萄糖毒性(glucotoxicity)"和"脂毒性(lipotoxicity)"，是糖尿病发病机制中最重要的获得性因素。

脂毒性还可能是2型糖尿病发病机制中的原发性因素。血循环中FFA浓度过高，以及非脂肪细胞(主要是肌细胞、肝细胞、胰岛β细胞)内脂质含量过多可通过各种有关途径导致胰岛素抵抗性的发生，以至引起胰岛β细胞脂性凋亡和分泌胰岛素功能缺陷。

(四) 自然史

2型糖尿病早期存在胰岛素抵抗而胰岛β细胞可代偿性增加胰岛素分泌时，血糖可维持正常；当β细胞功能有缺陷、对胰岛素抵抗无法代偿时，才会进展为IGR和糖尿病。2型糖尿病的IGR和糖尿病早期不需胰岛素治疗的阶段较长，部分患者可通过生活方式干预使血糖得到控制，多数患者则需在此基础上使用口服降糖药使血糖达理想控制。但随着病情进展，相当一部分患者需用胰岛素控制血糖或维持生命。

糖尿病可导致多种并发症。糖尿病的微血管并发症主要与血糖升高有关，但大血管并发症则与胰岛素抵抗相关因素有关，包括高胰岛素和高胰岛素原血症、高血压、肥胖、血脂紊乱、年龄老化、凝血纤溶异常、内皮细胞功能紊乱等，这些被称为胰岛素抵抗或代谢综合征的临床表型在胰岛素抵抗型糖尿病为常见。糖尿病慢性并发症的发生与糖尿病的病因、病理生理基础及相关改变有密切的联系，这些异常改变通过蛋白质非酶糖基化、干扰细胞信号转导、多元醇通路、氧化应激、形成羰基产物等影响全身细胞特别是血管细胞的功能。

参考文献

[1] Xu Y, Wang L, He J, et al. Prevalence and control of diabetes in Chinese adults[J]. JAMA, 2013, 310: 948-959.

[2] International Diabetes Federation. Diabetes Atlas 5th Edition 2012 Update[EB/OL]. http://www.idf.org/diabetesatlas/5e/update2012[2013-10-15].

第二章　中医基础

第一节　糖尿病的病因病机

一、病因

糖尿病在中医学中归属于“消渴”“消中”“膈消”“消瘅”“肥胖”“肺消”“脾瘅”“肾热病”“漏风”“风消”等范畴[1]。现代多以“消渴”统称。消渴之名，首见于《黄帝内经》。其病因多与禀赋不足、饮食不节、情志失调、劳逸失度等密切相关。

（一）禀赋不足，五脏虚弱

《灵枢·五变》曰：“五脏皆柔弱者，善病消瘅。”《灵枢·本脏》曰：“心脆则善病消瘅热中……肺脆则苦病消瘅易伤……肝脆则善病消瘅易伤……脾脆则善病消瘅易伤……肾脆则善病消瘅易伤。”《灵枢·邪气脏腑病形》曰：“五脏之脉细小者，皆为消瘅。”这均意指五脏虚弱，易发消渴。五脏虚弱，气血内亏，致肾精亏少；或先天精气不足，致燥热内生发为消渴。五脏虚弱为消渴的形成提供了病理基础。

（二）饮食不节，积热伤津

《素问·奇病论篇》曰：“脾瘅……此肥美之所发也，肥者令人内热，甘者令人中满，故其气上溢，转为消渴。”《素问·通评虚实论篇》曰：“消瘅……甘肥贵人，则膏梁*之疾也。”《素问释义》注曰：“食肥则气滞而不达，故内热；食甘则中气缓而善留，故中满。”张景岳也注曰：“肥者，味厚助阳，故能生热；甘者，性缓不散，故能留中。热留不去，久必伤阴，其气上溢，故转变为消渴之病。”《太平圣惠方》云：“或食肥美之所发也……耽嗜酒肉荤辛，热面炙爆，荒淫色欲，不能将理，致使津液耗竭，元气衰虚，热毒积聚于心肺，腥膻并伤于胃腑，脾中受热，小脏干枯，四体尪羸，精神恍惚，口苦舌干，日加燥渴……斯皆五脏精液枯竭，经络血涩，荣卫不行，热气留滞，遂成斯疾也。”这均指因过食肥甘，阻滞脾胃，致使中焦壅滞，升降运化失司，聚湿生痰，日久化热伤津，最终脏腑经络失去濡养，形成消渴。

---

* 膏梁：即膏粱。下同。

（三）情志失调，郁火伤阴

《灵枢·五变》曰："夫柔弱者，必有刚强，刚强多怒，柔者易伤也……此人薄皮肤，而目坚固以深者，长衡直扬，其心刚，刚则多怒，怒则气上逆，胸中蓄积，血气逆留，髋皮充肌，血脉不行，转而为热，热则消肌肤，故为消瘅，此言其人暴刚而肌肉弱者也。"金·刘完素《三消论》曰："消渴者……耗乱精神，过违其度，而燥热郁盛之所成也，此乃五志过极，皆从火化，热盛伤阴，致令消渴。"这说明情志失调，气血上逆，胸中蓄瘀，内热结滞，化火伤津耗液，可形成消渴。

（四）劳逸失度，日久伤肾

《素问·举痛论篇》曰："劳则气耗""逸则气滞"。《素问·灵兰秘典论篇》曰："脾胃者，仓廪之官，五味出焉。"《千金要方·消渴消中门》在论及消渴的病因时曰："凡人生放恣者众，盛壮之时，不自慎惜，快情纵欲，极意房中，稍至年长，肾气虚竭……此由房劳不节所致也。"此处的"劳逸"，兼顾日常生活的劳动及房劳。久坐少动，活动减少，脾气呆滞，运化失常，脾胃为气血生化之源，津血同源，劳逸失度，脾气呆滞，运化失常，血亏津伤；脾气既耗，胃气亦伤，脾胃虚弱，脾不散精，精微物质不归正化，则为湿为痰、为浊为膏，日久化热，导致消渴；劳伤过度，致肾虚肺燥胃热，可发为消渴。

二、病位

本病病位主要在肺、脾胃、肝、肾，核心在肾。

三、病性

本病病性本虚标实，虚实兼杂。阴虚为本，肺、脾胃、肾阴虚，肾阴虚为主；燥热为标，兼杂瘀血、痰浊。

四、病机

本病初期以积热伤阴、阴虚燥热为主要病机。肺主治节，为水之上源，燥热伤肺则津液失布，津液不能上承则口渴多饮，直趋下行则小便频数量多。脾为后天之本，主运化，为胃行其津液，胃为水谷之海，主受纳腐熟水谷。积热伤及脾胃，胃火炽盛，脾阴不足则口渴多饮，多食善饥。胃火炽盛，肠燥伤阴则阴亏腑实内结，后者可进一步耗伤阴液。积热伤脾，脾失健运，水谷精微、津液不布，内生湿浊，郁而化热可致湿热中阻。肾主藏精，寓元阴元阳，肾阴亏损，虚火内生，上灼心肺则烦渴多饮，中灼脾胃则胃热消谷，阴虚阳盛，肾失开阖之职，水谷精微直趋下泄而排出体外，则尿多味甜，或混浊如膏脂。此外，肝主疏泄，为体阴用阳之脏，阴虚肝旺或肝郁化火既可导致阴虚燥热，又可因之而进一步加重，两者互为因果，甚则可出现阴虚阳亢、肝风内动之变。

病至中期，燥热伤阴同时可进一步耗伤阳气，出现气阴两伤，或兼痰浊瘀血内阻之机转。壮火食气，阴伤及气，可致肺肾气阴两伤、肝肾阴亏、肺脾不足、心脾两虚及脾胃气虚等改变。气虚无力帅血运行，肝郁气滞，血行不畅，均可致瘀血内停；气虚、气郁、津液运化敷布失常，酿湿生痰，或燥热炼液，烁津成痰，均为湿浊痰涎内阻之机。痰浊、瘀血既是本病之果，又是本病发展、变化之因。

至晚期，阴损及阳，阴阳俱虚，肝脾肾皆损，或兼痰瘀浊毒壅滞，常为本病必然趋势。

在本病中晚期，即气阴两虚，痰瘀内阻，阴阳俱虚，痰瘀痹阻经脉，可致肢体麻木、疼痛等经脉失养病症；痰瘀痹阻心脉可致胸痹心痛；肾阴亏损，肝失濡养，肝肾精血不能上承耳目，可并发耳聋、目盲；肝肾阴亏，肝阳上亢或阳亢化风，扰动清窍可致眩晕；气阴两虚，痰浊瘀阻，清阳不升亦可致眩晕；阴亏阳亢，内风旋动，风夹痰瘀痹阻经脉脑络，或气阴两虚，痰瘀痹阻脉络，均可导致中风；若阴液极度耗损，阴不敛阳，虚阳浮越，可见阴阳离绝危候；若阴损及阳，脾肾阳虚，水湿潴留，泛滥肌肤，可见面足水肿；若肾阳衰败，水湿泛滥，浊毒内停，上凌心肺，则见心悸气短、喘息不能平卧、少尿、全身水肿等危候。《素问·通评虚实论篇》曰："消瘅仆击，偏枯痿厥，气满发逆，甘肥贵人，则膏粱之疾也。"《诸病源候论》亦曰："消渴重，心中疼。"《丹溪心法》曰："下消者肾也，小便浊淋如膏之状，面黑而瘦。"《证治要诀》亦云："三消久而小便不臭，反作甜气，在溺桶中滚涌，其病为重。更有浮在溺面如猪脂，溅在桶边如柏烛泪，此精不禁，真元竭矣。"刘完素的《三消论》指出："夫消渴者，多变聋盲目疾。"《证治要诀》亦云："三消久之，精血既亏，或目无见，或手足偏废如风疾。"

消渴的病因病机可归纳为图 2－1。

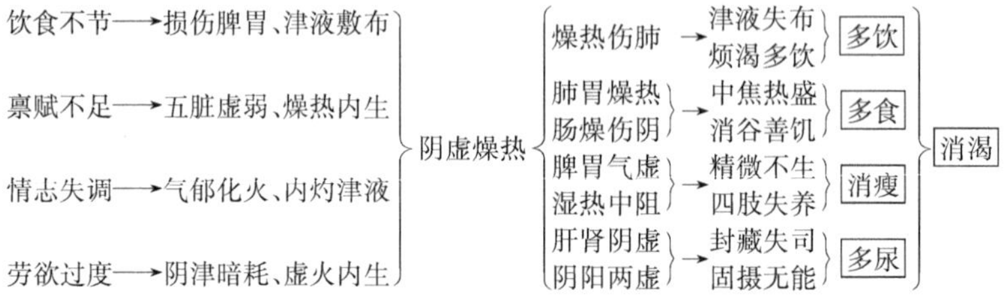

图 2－1　消渴的病因病机

第二节　糖尿病的中医学历代论述

一、消渴之名

消渴病，以上、中、下三消分治，上焦肺燥、中焦胃热、下焦肾虚。《黄帝内经》中涉及

"肺消""鬲消""消中""食亦""肾热病"等病名，只涉及病位，分属不同内涵。到了宋代，《太平圣惠方·三消论》明确提出三消概念："夫三消者，一名消渴，二名消中，三名消肾。一则饮水多而小便少者，消渴也；二则吃食多而饮水少，小便少而赤黄者，消中也；三则饮水随饮便下，小便味甘而白浊，腰腿消瘦者，消肾也。"这是现存中医文献中首次明确提出"三消"之处，为后世上、中、下三消分类奠定了基础。然而，值得注意的是，此时的"三消"仍是以症状为主进行分类的。金·刘完素首次提出"上消""中消"的称谓，并提出以上焦、中焦、下焦三部病位对消渴作出分类的方法，奠定了此后以病位论治消渴的基础；元·朱丹溪则首次提出了"上消""中消""下消"的"三消"分类法，为明清所沿用，并影响至今。唐·王焘《外台秘要》最早有尿甜记载："消渴者……每发即小便至甜"，服药后，得小便"咸若如常"。直到 1675 年西方医学发现尿糖改变后正式定名"糖尿病"。

二、消渴之治

（一）汉·张仲景

《金匮要略·消渴小便不利淋病脉证并治》首立消渴专篇，所论脉证方药，为消渴病的治疗奠定了基础。

其中云"趺阳脉浮而数，浮即为气，数即消谷而大坚；气盛则溲数，溲数即坚，坚数相搏，即为消渴""趺阳脉数，胃中有热，即消谷引食，大便必坚，小便即数"。故仲景提出其治："趺阳脉浮而涩，浮则胃气强，涩则小便数，浮涩相搏，大便则坚，其脾为约，麻子仁丸主之。"

其中又云："渴欲饮水，口干舌燥者，白虎加人参汤主之""渴欲饮水不止者，文蛤散主之。"

其中再云："男子消渴，小便反多，以饮一斗，小便一斗，肾气丸主之"，所治乃消渴下消之证，多因虚劳伤肾，肾气虚衰，不能蒸津化气所致。肾阳衰微，不能蒸津以上承，不能化气以固摄，故主症见有"饮一斗，小便亦一斗"。肾气丸功能温肾化气，用治消渴肾阳衰弱、气化失司之证，后世多以此为消渴病主方。此外，《金匮要略·消渴小便不利淋病》中提及可治疗"消渴"症状的方剂还有五苓散、猪苓汤、瓜蒌瞿麦丸、文蛤散、茯苓泽泻汤等，然而从描述来看，大多不完全符合后世所说"消渴"病的表现，因此在使用时，可根据辨证论治的原则，辨析具体的证候进行施治。

（二）唐·孙思邈

堪称消渴病饮食疗法的鼻祖《备急千金要方·食治》中指出"食能排邪而安脏腑，悦神爽志，以资血气""安身之本，必资于食，救疾之速，必凭于药。不知食宜者，不足以存生也”。并认为医者应当使患者懂得如何去调养饮食,“若能用食平病、释情、遣疾者,方可为良工”“夫为医者,当须先洞晓病源,知其所犯,以食治之,食疗不愈,然后命药”。强调指出消渴病有三禁,消渴“治之愈否,属在病者,若能如方节慎,旬月可廖,不自爱惜,死不旋踵。方书医药,实多有效,其如不慎者何?其所慎有三:一饮酒,二房室,三咸食及面。能慎此者,虽不服药而自可无他;不知此者,纵有金丹,亦不可救,深思慎之”。

《千金要方》引《古今录验方》云:“消渴病有三:一,渴而饮水多,小便数,无脂似麸片甜者,皆是消渴病也。二,吃食多,不甚渴,小便少,似有油而数者,此是消中病也。三,渴饮水不能多,但腿肿脚先瘦小,阴痿弱,数小便者,此是肾消病也,特忌房劳。”指出消渴病证可依据其临床表现分为三类:以口渴多饮、小便增多、尿有甜味为主要表现者称“消渴”;多饮、多尿不明显,而易饥多食为主要表现者称“消中”;以渴而饮水不多,兼见小便增多及肾气亏损表现者称“肾消”。这种分类思想与《小品方》(又名《经方小品》)有一定的相似之处,然而分类指证及方法并不完全相同。与后者相比,这种方法对后世的影响更大,可谓宋代及以后上、中、下“三消”分类的雏形。

(三)明·张景岳

《景岳全书·三消干渴》曰:“凡治消之法,最当先辨虚实,若查其脉证,果为实火致耗津液者,但去其火则津液自生,而消渴自止。若真水不足,则实属阴虚,无论上、中、下,宜急治肾,必使阴气渐充,精血渐复,则病必自愈。若但知清火,则阴无以生,而日见消败,益以困矣。”强调治疗肾虚在消渴病中的重要性。

《丹溪心法》之中云:“上消者,肺也,多饮水而少食,大小便如常;中消者,胃也,多饮水而小便赤黄;下消者,肾也,小便浊淋如膏之状,面黑而瘦。”在疾病分类上,朱氏首先提出上消、中消、下消的三消分类法;在病位上,与肺、胃、肾三脏联系,奠定了明清以后以脏腑论消渴病位的基础。

(四)清·程钟铃

《医学心悟·三消》云:“三消之症,皆燥热结聚也。大法,治上消者,宜润其肺,兼清其胃,二冬汤主之;治中消者,宜清其胃,兼滋其肾,生地八物汤主之;治下消者,宜滋其肾,兼补其肺,地黄汤、生脉散并主之”,最后总结强调“不必专执本经,而滋其化源”之治病求本也,其本皆在肾之下焦。叶天士《临证指南医案·三消》曰:“如病在中上者,膈膜之地,而成燎原之场,即用《景岳全书》之玉女煎、六味之加二冬、龟甲、旱莲,一以清阳明之热,以滋少阴;一以救心肺之阴,而下顾真液。如元阳变动而为消烁者,即用河间之甘露饮,生津清热,润燥养阴,甘缓和阳是也。至于‘壮水之主以制阳光’,则有六味之补三阴,而加车前、牛膝,引导肝肾。斟酌变通,斯成善矣。”叶氏强调肾之阴阳病变为消渴之本也,见消渴之证。

（五）其他治法

晋·皇甫谧《针灸甲乙经·五气溢发消渴黄瘅》曰："消渴身热，面目黄，意舍主之。消渴嗜饮，承浆主之。黄瘅目黄，劳宫主之。嗜卧，四肢不欲动摇，身体黄，灸手五里，左取右，右取左。消渴，腕骨主之……消瘅，善喘，气走喉咽而不能言，手足清，溺黄，大便难，嗌中肿痛，唾血，口中热，唾如胶，太溪主之……阴气不足，热中，消谷善饥，腹热身烦，狂言，三里主之。"隋·巢元方《诸病源候论·消渴病诸候·消渴》利用气功导引治疗消渴："夫消渴者，渴不止，小便多是也……解衣卧，伸腰少腹，五息止。引肾气，去消渴，利阴阳。解衣者，无使挂碍。卧者，无外想，使气易行。伸腰者，使肾无逼蹙。嗔者，大努，使气满小腹者，即摄腹牵气使上，息即为之。引肾者，引水来咽喉，润上部，去消渴枯槁病。利阴阳者，饶气力也。"

参考文献

[1] 赵昱.《黄帝内经》消渴相关病名考辨[J].中国中医基础医学杂志，2007，13(8)：574.

诊断篇

第三章　糖尿病的表现、诊断及鉴别诊断

第一节　糖尿病的临床表现

一、自然病程

（一）1 型糖尿病

1 型糖尿病大多在青少年期起病，幼儿及儿童起病急，症状明显，常以酮症酸中毒为首发表现，在初期部分患者经胰岛素治疗后，β 细胞功能可有不同程度改善，出现胰岛素用量减少，甚至可停用胰岛素治疗，此现象称为"蜜月期"，其发生机制尚未肯定，可能与葡萄糖毒性有关。蜜月期一般不超过 1 年，其后的胰岛素需要量又逐渐增加，强化胰岛素治疗可降低或者延缓 1 型糖尿病患者微血管并发症的发生与发展，如因某种原因停用胰岛素，或合并急性应激，极易诱发酮症酸中毒。

（二）2 型糖尿病

2 型糖尿病大多发生在 40 岁及以上成年人和老年人，近年发现有发病年轻化倾向。患者多肥胖或超重，起病缓慢，症状较轻，首发症状多样，除多饮、多尿、体重减轻外，视力减退、皮肤瘙痒、女性外阴瘙痒等均可为其首发症状。不少患者可长期无代谢紊乱症状，部分在体检及出现并发症时才被诊断为糖尿病。2 型糖尿病患者空腹血浆胰岛素水平正常、偏低或偏高，β 细胞储备功能常无明显低下，在无应激情况下，无酮症倾向，治疗可不依赖于外源性胰岛素。但在长期的病程中，β 细胞功能逐渐减退，口服降糖药物失效，也需要胰岛素治疗，但常对外源性胰岛素不敏感。急性应激（感染、心肌梗死、脑血管意外、严重创伤、麻醉、手术等）可诱发糖尿病酮症酸中毒或高渗性高血糖状态。

二、代谢紊乱表现

典型症状是"三多一少"，多尿、多饮、多食、体重减轻。

(一) 多尿

糖尿病患者每昼夜尿量可达 3 000～5 000 mL,最高可达 10 000 mL 以上。排尿次数也增多,1～2 h 就可能排尿 1 次,有的患者甚至每昼夜可达 30 余次。

(二) 多饮

患者由于多尿,水分丢失过多,发生细胞内脱水,刺激口渴中枢,出现烦渴多饮,饮水量和饮水次数都增多,以此补充水分。排尿越多,饮水也越多,形成正比关系。

(三) 多食及体重减轻

患者由于大量尿糖丢失,如每日失糖 500 g 以上,机体处于半饥饿状态,能量缺乏需要补充而引起食欲亢进,食量增加。同时又因高血糖刺激胰岛素分泌,因而患者易产生饥饿感,食欲亢进,一日主食可达 1～1.5 kg,副食也比正常人明显增多,而仍不能满足食欲。由于胰岛素分泌或作用障碍,机体不能充分利用葡萄糖,使脂肪和蛋白质分解加速来补充能量和热量,其结果使体内碳水化合物、脂肪及蛋白质被大量消耗,再加上水分的丢失,导致患者体重减轻、形体消瘦,以致疲乏无力,精神不振。同样,病程时间越长,血糖越高;病情越重,消瘦也就越明显。

(四) 其他

糖尿病患者还可出现皮肤瘙痒,尤其多见于女性外阴部位,是由于尿糖刺激局部而引起的,或可并发真菌感染,此时瘙痒将更严重。另外,四肢麻木、腰痛腹泻、月经失调、性功能障碍也较常见。

三、糖尿病慢性并发症表现

(一) 大血管病变

糖尿病患者群心脑血管患病率为非糖尿病患者群的 2～4 倍。肥胖是发生胰岛素抵抗和代谢综合征的关键因素,并直接或间接促进动脉粥样硬化、动脉钙化的发生。大中动脉粥样硬化主要侵犯主动脉、冠状动脉、大脑动脉、肾动脉和肢体外周动脉等,故可引起冠心病、缺血性或出血性脑血管病、高血压、夹层动脉瘤等,外周动脉粥样硬化常以下肢动脉病变为主,表现为下肢发凉、疼痛、感觉异常和间歇性跛行,严重者可出现肢体坏疽。2 型糖尿病患者 60%～80%死于大血管病变。

(二) 微血管病变

微循环障碍、微血管瘤形成和微血管基底膜增厚是糖尿病微血管病变的特征性改变，其损害可累及全身各组织器官，通常特指糖尿病视网膜病变和糖尿病肾病。

1. 糖尿病视网膜病变

视网膜毛细血管的病变表现为动脉瘤、出血斑点、硬性渗出、棉绒斑、静脉串珠状、视网膜内微血管异常，以及黄斑水肿等。广泛缺血会引起视网膜或视盘新生血管、视网膜前出血及牵拉性视网膜脱离，导致患者严重的视力障碍。按眼底改变可分为两类：增殖性和非增殖性视网膜病变。在增殖性视网膜病变中，视网膜损害刺激新生血管生长。新生血管生长对视网膜有害无益，其可引起纤维增生，有时还可导致视网膜脱离。新生血管也可长入玻璃体，引起玻璃体积血。与非增殖性视网膜病变相比，增殖性视网膜病变对视力的危害性更大，其可导致严重视力下降甚至完全失明。

此外，糖尿病还可引起青光眼、白内障、屈光改变、虹膜睫状体炎等。

2. 糖尿病肾病

根据糖尿病肾病的病程和病理生理演变过程，分为五期。Ⅰ期：肾小球高滤过和肾脏肥大期，这种初期改变与高血糖水平一致，血糖控制后可以得到部分缓解。本期没有病理组织学损伤。Ⅱ期：正常白蛋白尿期，肾小球滤过率(glomerular filtration rate，GFR)高出正常水平。肾脏病理表现为肾小球基底膜增厚，系膜区基质增多，运动后尿白蛋白排出率(UAE)升高(>20 μg/min)，休息后恢复正常。如果在这一期能良好地控制血糖，患者可以长期稳定处于该期。Ⅲ期：早期糖尿病肾病期，GFR 开始下降到正常。肾脏病理出现肾小球结节样病变和小动脉玻璃样变。UAE 持续升高至20～200 μg/min，从而出现微量白蛋白尿。本期患者血压升高。Ⅳ期：临床糖尿病肾病期，病理上出现典型的 K－W 结节。持续性大量白蛋白尿(UAE>200 μg/min)或蛋白尿>500 mg/d，约 30%患者可出现肾病综合征，GFR 持续下降。该期的特点是尿蛋白不随 GFR 下降而减少。患者一旦进入Ⅳ期，病情往往进行性发展，如不积极加以控制，GFR 将平均每月下降 1 mL/min。Ⅴ期：终末期，GFR<10 mL/min。尿蛋白量因肾小球硬化而减少。尿毒症症状明显，需要透析治疗。

3. 糖尿病神经病变

病变可累及神经系统的任何部分，多发性周围神经病变为糖尿病神经病变中最常见的类型，超过 50%的患者可能有症状，通常为对称性，下肢较上肢严重，表现为烧灼样疼痛、电击样或针刺样感觉、感觉过敏和麻木，常在夜间加重，累及足部和手部时呈袜子手套样分布；也有部分患者无症状，仅在神经系统检查时可发现异常。在以下 5 项检查中，有 2 项或 2 项以上异常，就可诊断为糖尿病周围神经病变：① 温度觉异常；② 振动觉异常；③ 膝反射消失；④ 10 g 尼龙丝检查，足部感觉减退或消失；⑤ 神经传导速度(nerve conduction velocity，NCV)异常。单一神经病变常急性起病，主要累及脑神经(Ⅲ动眼神经、Ⅳ滑车神经、Ⅵ展神经)，呈自限性，多于 2 个月内痊愈。自主神经病变较常见，出现早，表现为瞳孔对光反射迟钝、排汗异常、胃排空延迟、腹泻、便秘、尿失禁、尿潴留等。

第二节　实验室及其他辅助检查

一、尿糖测定

尿糖阳性是诊断糖尿病的重要线索。尿糖阳性只是提示血糖值超过肾糖阈，尿糖阴性不能排除糖尿病可能。正常人肾糖阈为160～180 mg/dL。并发肾脏病变时，肾糖阈升高，虽然血糖升高，但尿糖阴性。肾糖阈降低时，虽然血糖正常，尿糖可阳性。

二、尿酮体测定

采用硝基氢氰酸盐试验法，只有乙酰乙酸和丙酮可使该试验呈阳性反应，故此法无法检测β-羟丁酸。糖尿病酮症酸中毒发病初期，人体内β-羟丁酸是乙酰乙酸的数倍，随着酸中毒的纠正，β-羟丁酸被氧化成乙酰乙酸，故尿酮体的强阳性存在不一定是酸中毒加重的表现，尿酮体阴性也并不能排除酮症。

三、血浆葡萄糖(血糖)测定

血糖升高是诊断糖尿病的主要依据，又是判断糖尿病病情和控制情况的主要指标。血糖值反映的是瞬间血糖状态。

四、糖化血红蛋白和糖化血浆蛋白测定

糖化血红蛋白(HbA1c)为血红蛋白2条β链N端的缬氨酸与葡萄糖化合的不可逆反应物，其浓度与平均血糖呈正相关，正常值为4%～6%。由于红细胞在血循环中的寿命约为120 d，因此HbA1c反应患者近8～12周平均血糖水平，作为血糖控制的监测指标，并已经成为判断糖尿病控制的金标准。HbA1c受检测方法、有否贫血和血红蛋白异常疾病、红细胞转换速度、年龄等诸多因素的影响。

五、葡萄糖耐量试验

(一) 口服葡萄糖耐量试验

血糖高于正常范围而又未达到诊断糖尿病标准时，需进行口服葡萄糖耐量试验

(OGTT)。OGTT 应在无摄入任何热量 8 h 后，清晨空腹进行，成人口服 75 g 无水葡萄糖，溶于 250～300 mL 的水中，5～10 min 内饮完，分别于空腹及开始饮葡萄糖水后 30 min、1 h、2 h、3 h测静脉血浆葡萄糖。儿童服糖量按每千克体重 1.75 g 计算，总量不超过 75 g。影响 OGTT 结果准确性的因素有：试验前连续 3 d 膳食中糖类摄入受限、长期卧床或极少活动、应激情况、应用药物（如噻嗪类利尿剂、β 受体拮抗剂、糖皮质激素等）、吸烟等。

（二）静脉注射葡萄糖耐量试验

静脉注射葡萄糖耐量试验只适用于胃切除术后、胃空肠吻合术后、吸收不良综合征者和有胃肠功能紊乱者。

六、胰岛素及 C 肽释放试验

测定血浆胰岛素和（或）C 肽，能了解胰岛 β 细胞功能，有助于糖尿病的分型、病情判断，以及治疗指导。正常人基础血浆胰岛素为 5～20 mU/L，口服 75 g 无水葡萄糖（或 100 g 标准面粉制作的馒头）后，血浆胰岛素在 30～60 min 上升至高峰，峰值为基础值的 5～10 倍，3～4 h 恢复到基础水平。

C 肽和胰岛素以等分子量由胰岛 β 细胞生成和释放，正常人血浆 C 肽水平约 500 pmol/L，口服 75 g 无水葡萄糖（或 100 g 标准面粉制作的馒头）后，血浆 C 肽在 30～60 min 上升至高峰，峰值为基础值的 5～6 倍，3～4 h 恢复到基础水平。因其不受外源性胰岛素的影响，能较准确反映 β 细胞功能。

七、自身免疫抗体测定

1 型糖尿病患者谷氨酸脱羧酶抗体（GADA）、胰岛细胞抗体（ICA）、胰岛素抗体（IAA）可呈阳性，早期阳性率高，对诊断有帮助。

八、并发症检查

急性代谢紊乱时的酮体、电解质、酸碱平衡检查，心、肝、肾、脑、眼、口腔，以及神经系统的各项辅助检查等。

第三节 诊断要点

一、糖尿病和糖尿病前期的诊断标准

糖尿病诊断依据静脉血浆血糖，诊断时应注意是否符合糖尿病诊断标准、分型、有无并发症（及严重程度）和伴发病或加重糖尿病的因素存在。我国目前采用国际上通用的 WHO 糖尿病专家委员会（1999 年）提示的诊断和分类标准（表 3－1、表 3－2）。

表 3－1 糖尿病诊断标准（WHO 糖尿病专家委员会报告，1999 年）

糖尿病症状加随机血糖≥11.1 mmol/L（200 mg/dL） （典型症状包括多饮、多尿和不明原因体重下降；随机血糖指不考虑上次用餐时间，一天中任意时间的血糖）
或 空腹血糖≥7.0 mmol/L（126 mg/dL） （空腹状态指至少 8 h 没有进食热量）
或 75 g 无水葡萄糖负荷后 2 h 血糖≥11.1 mmol/L（200 mg/dL）

注：无糖尿病症状者，需另日重复测定血糖明确诊断。

表 3－2 糖代谢状态分类（WHO 糖尿病专家委员会报告，1999 年）

糖代谢分类	空腹血糖（FPG）mmol/L	糖负荷后 2 h 血糖（2h PG）mmol/L
正常血糖（NGR）	＜6.1	＜7.8
空腹血糖受损（IFG）	6.1～＜7.0	＜7.8
糖耐量减低（IGT）	＜7.0	7.8～11.1
糖尿病（DM）	≥7.0	≥11.1

二、妊娠糖尿病诊断标准

对具有高危因素的孕妇（GDM 个人史，肥胖、尿糖阳性或有糖尿病家族史），孕期首次产检时，使用普通糖尿病诊断标准筛查孕前未诊断的 2 型糖尿病，如达到糖尿病诊断标准即可判断孕前就患有糖尿病，如初次检查结果正常，则在孕 24～28 周行 75 g OGTT，筛查有无 GDM。GDM 的诊断定义为达到或超过下列至少一项指标：FPG≥5.1 mmol/L，1h PG≥10.0 mmol/L，和（或）2h PG≥8.5 mmol/L。

三、关于应用 HbA1c 诊断糖尿病

ADA 已经把 HbA1c≥6.5％作为糖尿病的诊断标准，WHO 也建议在条件成熟的

地方采用 HbA1c 作为糖尿病的诊断指标。由于我国有关 HbA1c 诊断糖尿病切点的相关资料尚不足，尚且缺乏 HbA1c 检测方法的标准化，目前在我国尚不推荐采用 HbA1c 诊断糖尿病。

此外，严重疾病或应激情况下，可发生应激性高血糖，若没有明确的糖尿病病史，不能据当时血糖就诊断为糖尿病，必须在应激消除后复查才能明确其糖代谢状况。

第四节　糖尿病的鉴别诊断

有多种非糖尿病因素及疾病可引起葡萄糖耐量减低或空腹血糖受损，须与原发性糖尿病相鉴别。在诊断糖尿病(原发性)时，需排除以下疾病。

一、内分泌疾病

(一) 肢端肥大症

因生长激素分泌过多，拮抗胰岛素作用引起糖代谢紊乱，可出现垂体性糖尿病症状，故临床上患者常表现为糖耐量减低，或并发糖尿病。应与原发性糖尿病鉴别，典型肢端肥大症症状常有助于诊断。因为肢端肥大症的治疗效果不很理想，所以糖代谢恢复正常的机会亦较少。

(二) 甲状腺功能亢进症

甲状腺激素过多使肝糖原分解增加，加速新陈代谢。此外，甲状腺素能提高人体对儿茶酚胺的敏感性，抑制胰岛素的分泌，使机体代谢亢进，葡萄糖的利用和氧化增加，肠道对糖类的吸收加速，加重了胰岛的负担而诱发糖尿病。

二、肝脏疾病

肝病患者糖代谢异常较多见，空腹血糖降低或正常，但葡萄糖耐量减低。这是因为肝脏储备糖原能力减弱，糖异生及胰岛功能降低。肝炎病毒累及胰岛 β 细胞而诱发的糖尿病，大多是可逆的。

三、慢性肾脏疾病

慢性肾脏疾病后期及尿毒症与一般消耗性疾病相似，可有轻度糖耐量减低。这可能是由于本病引起电解质紊乱，细胞内缺钾，影响胰岛素释放，而致糖耐量异常；也可因肾小管对糖的重吸收功能障碍，而致肾性糖尿。

四、肥胖症

肥胖者因体内肥大的脂肪细胞，使单位面积脂肪细胞膜上的胰岛素受体数目相对减少，对胰岛素的亲和力降低和不敏感，故对胰岛素的需要量增加。久之，导致胰岛β细胞功能下降，而致糖耐量减低。

五、急性应激状态

当患者感染、外伤、手术、急性心肌梗死、脑血管病等应激情况下，易引起体内肾上腺皮质激素分泌增多，可引起一时性高血糖或糖耐量降低，待应激因素消除后，血糖可以恢复正常。若高血糖或糖耐量异常持续时间较久者，则应考虑为糖尿病。

六、药物

某些药物可以影响糖耐量，但停药后可逐步恢复。

第四章　糖尿病急、慢性并发症的诊断

第一节　糖尿病急性并发症的诊断

一、糖尿病酮症酸中毒

糖尿病酮症酸中毒(diabetic ketoacidosis，DKA)指糖尿病患者在各种诱因的作用下，胰岛素明显不足，升糖激素不适当升高，而造成的高血糖、高血酮、酮尿、脱水及电解质紊乱、代谢性酸中毒等病理改变的症候群，系内科常见急症之一。临床上，较重的DKA可有以下临床表现。

1. 症状和体征

(1) 糖尿病症状加重和胃肠道症状　DKA代偿期，患者表现为原有糖尿病症状如多尿、口渴等症状加重，明显乏力，体重减轻；随DKA病情进展，逐渐出现食欲减退、恶心、呕吐，乃至不能进食进水，少数患者尤其是1型糖尿病患儿可有广泛性急性腹痛，伴腹肌紧张及肠鸣音减弱而易误诊为急腹症，原因未明。有人认为可能与脱水、低血钾所致胃肠道扩张或麻痹性肠梗阻等有关。

(2) 深大呼吸和酮臭味　又称Kussmaul呼吸，表现为呼吸频率增快，呼吸深大，由酸中毒所致，当血pH<7.2时可能出现，以利排酸；当血pH<7.0时则可发生呼吸中枢受抑制而呼吸麻痹，重度DKA，部分患者呼吸中可有类似烂苹果味的酮臭味。

(3) 脱水和(或)休克　重度DKA患者常有脱水症状和体征，高血糖导致大量渗透性利尿，酸中毒时大量排出细胞外液中的钠，使脱水呈进行性加重，当脱水量达体重的5%时，患者可有脱水征，如皮肤干燥，缺少弹性，眼球及两颊下陷，眼压低，舌干而红，如脱水量超过体重的15%时，则可有循环衰竭，症状包括心率加快，脉搏细弱，血压及体温下降等，严重者可危及生命。

(4) 意识障碍　意识障碍的临床表现个体差异较大，早期表现为精神不振，头晕头痛，继而烦躁不安或嗜睡，逐渐进入昏睡，各种反射由迟钝甚而消失，终至进入昏迷。意识障碍的原因尚未阐明。严重脱水，血浆渗透压增高，脑细胞脱水及缺氧等对脑组织功能均产生不良影响；有认为血中酮体尤其是乙酰乙酸浓度过高，可能与昏迷的产生关系密切，而β-羟丁酸堆积过多为导致酸中毒的重要因素，丙酮则大部分从呼吸排出且其毒性较小。

(5) 诱发疾病的表现　　各种诱发病均有其自身的特殊表现，应予注意识别，避免与 DKA 相互混淆或相互掩盖而延误诊治。

DKA 的诊断并不困难，关键在于想到 DKA 发生的可能性，DKA 主要易发于 1 型糖尿病，对于某些发病急骤的 1 型糖尿病患儿，有时可误诊为急性感染或急腹症，临床应予以重视。2 型糖尿病起病隐蔽，可能病后多年仍未获诊断，发生 DKA 者相对较少，但也可在上述各种诱因存在的情况下，即使患者并无糖尿病史，也可发生 DKA。

2. 实验室检查

(1) 尿液检查

1) 尿糖：常呈强阳性，但严重肾功能减退时尿糖减少，甚至消失。

2) 尿酮体：当肾功能正常时，尿酮体常呈强阳性；但肾功能明显受损时，尿酮体减少，甚至消失。尿酮体定性用试剂亚硝酸铁氢化钠仅与乙酰乙酸起反应，与丙酮反应弱，与 β-羟丁酸无反应，故当尿中以 β-羟丁酸为主时易漏诊。

3) 有时可有蛋白尿和管型尿，尿中钠、钾、钙、镁、磷、氯、铵及 HCO_3^- 等排泄增多。

(2) 血液检查

1) 血糖：血糖增高，多数为 16.65～27.76 mmol/L(300～500 mg/dL)，有时可达 36.1～55.5 mmol/L(600～1 000 mg/dL)或以上，血糖＞36.1 mmol/L 时常可伴有高渗性昏迷。

2) 血酮：定性常强阳性。但由于血中的酮体常以 β-羟丁酸为主，其血浓度是乙酰乙酸的 3～30 倍，如定性试验阴性而仍怀疑 DKA 时，应进一步做特异性酶试验，直接测定 β-羟丁酸水平。DKA 时，血酮体定量一般在 5 mmol/L(50 mg/dL)以上，有时可达 30 mmol/L。

3) 酸中毒：主要与酮体形成增加有关。酮体包括 β-羟丁酸、乙酰乙酸和丙酮，本症的代谢性酸中毒，代偿期 pH 可在正常范围内，当失代偿时，pH 常低于 7.35，有时可低于 7.0。CO_2结合力常低于13.38 mmol/L(30%容积)，严重时低于 8.98 mmol/L(20%容积)，HCO_3^- 可降至 10～15 mmol/L。血气分析碱剩余增大，缓冲碱明显减低(＜45 mmol/L)。

4) 阴离子间隙：反映代谢性酸碱平衡。DKA 时，由于酮体增加，中和 HCO_3^-，阴离子间隙增大。

5) 电解质

A. 血钠：多数(67%)低于 135 mmol/L，少数正常，偶可升高至 145 mmol/L 以上，大于 150 mmol/L 时应怀疑伴有高渗昏迷。

B. 血钾：DKA 时，由于渗透性利尿和酮体经肾脏以盐的形式排出，导致钾离子经肾大量排出，加上纳少、恶心和呕吐，进一步加重机体缺钾。但 DKA 时，细胞外氢离子浓度增加与细胞内钾离子交换，细胞内钾向细胞外转移；随着水分由细胞内向细胞外转移，钾同时进入细胞外；细胞内磷的丢失导致钾的丢失以保持电中性；DKA 时，胰岛素缺乏，钾向细胞内转移减少，同时细胞内糖原和蛋白质裂解增加，进一步促进钾向细胞外运动，以上种种原因可导致血清钾浓度往往正常，甚而偏高，从而掩盖了体内严重缺钾的真实情况。

6）血渗透压：可轻度升高，有时可达 330 mOsm/L 以上，少数可达 350 mOsm/L，可能伴有高渗性失水或高渗性昏迷。

7）血脂：在疾病早期，游离脂肪酸（free fatty acid，FFA）常显著升高，约 4 倍于正常高限，可达 2 500 μmol/L；三酰甘油（triglyceride，TG）和胆固醇亦常明显升高，TG 可达 11.29 mmol/L（1 000 mg/dL）以上。经胰岛素治疗后，上述脂代谢异常大多可恢复。

8）血肌酐和尿素氮：常因失水、循环衰竭（肾前性）及肾功能不全而升高。补液后可恢复。

9）血常规：白细胞数常增高，无感染时亦可达$(15\sim30)\times10^9$/L，并以中性粒细胞增高较明显。DKA 时，临床上不能仅以白细胞计数和体温来反映是否有感染存在，应仔细寻找可能的感染灶。

二、高渗高血糖综合征（HHS）

高渗高血糖综合征（hyperosmolar hyperglycemic syndrome，HHS）是糖尿病急性代谢紊乱的另一临床类型，是因高血糖引起的血浆渗透压升高、严重脱水和进行性意识障碍，无显著的酮症酸中毒，常伴有不同程度的神经系统表现的临床综合征。HHS 多见于老年 2 型糖尿病患者，好发年龄为 50～70 岁，约有 2/3 患者于发病前无糖尿病史或仅有轻度症状。本病的死亡率很高，早期报告高达 40%～70%；国内报告的死亡率为 50%～69.2%。因此，及早发现、及时抢救最为重要。

1. 诊断标准

（1）疑诊指征　HHS 的诊断并不困难，关键是所有的临床医生要提高对本症的警惕和认识，特别是中老年患者有以下临床情况，无论有无糖尿病病史，均有 HHS 的可能，应立即做有关实验室检查。

1）有进行性意识障碍、严重脱水而无明显深大呼吸表现者。

2）有中枢神经系统症状和体征，如癫痫样抽搐和病理反射征阳性者。

3）在合并感染、心肌梗死、手术等应激情况下出现多尿者。

4）在大量摄糖、静脉输糖或使用激素、苯妥英钠、普萘洛尔等可致血糖增高的药物后，出现多尿和意识改变者。

5）有水入量不足、失水和用利尿药、脱水治疗与透析治疗者。

（2）实验室诊断标准

1）血糖≥33 mmol/L（600 mg/dL）。

2）血浆有效渗透压≥320 mmol/L。

3）血清 HCO_3^- ≥15 mmol/L 或动脉血气检查示 pH≥7.30。

4）尿糖强阳性，尿酮体阴性或弱阳性。

以上前 3 项可作为必要诊断依据，第 4 项根据临床情况不同可有变化，值得注意的是 HHS 有并发 DKA 或乳酸性酸中毒的可能性，个别病例的高渗状态主要是由高血钠，而不是高血糖造成的。因此，尿酮体阳性，酸中毒明显或血糖低于 33 mmol/L，并不能作为否定 HHS 诊断的依据。但是，HHS 患者无一例外地存在有明显的高渗状态，如昏迷患者血浆有效渗透压低于 320 mmol/L，则应考虑到其他能引起昏迷的疾病的可能性，有的患者血糖很高，但因血钠低，有效渗透压未达到 320 mmol/L，这类患者虽不能诊断为 HHS，但仍应按 HHS 治疗。

2. 鉴别诊断

（1）HHS 与非糖尿病脑血管意外患者相鉴别　非糖尿病脑血管意外患者血糖多不高，或者轻度应激性血糖增高，但血糖一般不大于 33.3 mmol/L，HbA1c 多正常。

（2）HHS 与糖尿病控制不良并伴无尿的肾衰竭者相鉴别　这在临床上十分重要。两者均可有严重的高血糖和升高的血尿素氮（BUN）及血肌酐（Cr）水平，但治疗上截然不同，前者需要大量补液并辅以适量的胰岛素；而对于后者，单用胰岛素即可降低血糖，减少血容量并缓解心力衰竭，大量输液则十分危险。但是，有肾衰竭的糖尿病患者常有贫血而不是血液浓缩，同时可有低血钠、高血钾、血容量增多及充血性心力衰竭，故两者的鉴别并不困难。

对于有糖尿病史的昏迷患者，还应鉴别是 HHS、酮症酸中毒、乳酸性酸中毒，还是低血糖昏迷。

三、糖尿病乳酸性酸中毒

糖尿病乳酸性酸中毒是体内无氧酵解的代谢产物乳酸在血中升高造成的，血乳酸持续增高和 pH 减低（<7.35）的异常生化改变所致的临床综合征，多见于合并肾功能障碍或组织缺氧性疾病如肺源性心脏病、心力衰竭、休克，以及服双胍类药物治疗的老年糖尿病患者。早期表现为食欲不振，恶心呕吐，逐渐出现呼吸急促、烦躁、谵妄、昏迷。由于不能直接消除血液内，尤其是脑内的乳酸，故疗效差，死亡率较高。

1. 常见症状

糖尿病乳酸性酸中毒发病急，但症状与体征无特异性。

2. 鉴别诊断

（1）糖尿病酮症酸中毒　多见于 1 型糖尿病或部分 2 型糖尿病患者急性并发症。特征：呼吸深快，可有酮味（烂苹果味），尿酮体强阳性，血酮、血糖明显升高，pH<7.30。

（2）糖尿病高渗昏迷　多见于老年糖尿病患者未经妥善控制病情而大量失水者，

亦可见于少数 1 型糖尿病。特征：血糖＞33.3 mmol/L；血浆渗透压＞350 mOsm/L，或有效渗透压＞320 mOsm/L；血钠＞145 mmol/L；血酮正常或偏高，尿酮阳性或弱阳性；二氧化碳结合力正常或偏低；血 pH 在 7.35 左右或正常。体征方面多有神经系统征象，尤其是局灶性运动神经失常，血压上升，有时伴有脑卒中和冠心病，有时和 DKA 并存，需鉴别。

四、低血糖

对非糖尿病患者来说，低血糖症的诊断标准为血糖＜2.8 mmol/L(50 mg/dL)。而对于糖尿病患者只要血糖水平≤3.9 mmol/L 就属于低血糖范畴。低血糖是糖尿病患者用口服降糖药或胰岛素治疗的常见的并发症。糖尿病患者常伴有自主神经功能障碍，影响机体对低血糖的反馈调节能力，增加了发生严重低血糖的风险。同时，低血糖也可能诱发或加重患者自主神经功能障碍，形成恶性循环。低血糖早期症状以自主神经尤其是交感神经兴奋为主，表现为心悸、乏力、出汗、饥饿感、面色苍白、震颤、恶心呕吐等，较严重的低血糖常有中枢神经系统症状，如意识模糊、精神失常、肢体瘫痪、大小便失禁、昏睡、昏迷等。

凡健康人包括妇女和儿童，当空腹静脉血浆葡萄糖值低于 2.8 mmol/L(50 mg/dL)时，尽管无临床症状，体征亦应诊断为低血糖症，空腹静脉血浆葡萄糖高于 3.9 mmol/L(70 mg/dL)可排除低血糖症；空腹静脉血浆葡萄糖 2.8～3.9 mmol/L(50～70 mg/dL)可提示低血糖可能，但极个别的健康妇女在禁食 72 h 后血糖低至 1.4～1.7 mmol/L(25～30 mg/dL)，甚至细胞内葡萄糖水平接近于 0 和新生儿血糖低至 1.7 mmol/L(30 mg/dL)也曾认为是正常的，有些专家认为儿童和婴儿当血糖水平低于 2.8 mmol/L(50 mg/dL)时，应仔细观察，只有血糖水平低于 2.2 mmol/L(40 mg/dL)时，才可诊断和治疗。但老年人静脉血浆葡萄糖值在 3.3 mmol/L(60 mg/dL)也常可发生低血糖症状。正常人血糖维持在 24 h 内波动范围为 2.2～2.8 mmol/L (40～50 mg/dL)较为理想。这种葡萄糖的内环境稳定是通过各种激素来调节的，很多器官特别是肝脏和肌肉组织等参与糖代谢，当葡萄糖利用、摄取和(或)生成不平衡时，可产生高血糖症或低血糖症，低血糖临床症状的严重程度与体征并不和血糖值总相一致，因此，作为实验诊断参考值，必须注意以下几点：

1) 同一患者同一时间的动脉血糖值通常略高于毛细血管值，而后者又高于静脉值，空腹时毛细血管血糖值(测血糖为全血)，高于静脉血糖值 5%～10%。

2) 血糖测定分为血清、全血、血浆 3 种方法。测定血清血糖，必须采血后立即离心取得血清，否则时间过长，糖分解后血糖偏低；全血糖易受血细胞比容和非糖物质影响，其结果亦比血浆血糖略低 5%～10%。因此，目前临床多采用测定血浆血糖，判断各种原因的高血糖症和低血糖症。

3）对原因不明、呈持续或反复发作的低血糖，应经常监测血胰岛素、C 肽、胰岛素原和血磺脲类药物浓度，以资鉴别，如高胰岛素症可见于胰岛素瘤，服磺脲类药物，自身免疫性低血糖和外用胰岛素者；而血 C 肽升高者仅见于胰岛素瘤和服磺脲类药物者。

第二节 糖尿病慢性并发症的诊断

一、糖尿病微血管并发症

（一）糖尿病肾脏病变（DN）

糖尿病肾脏病变是糖尿病最严重的并发症之一，为糖尿病主要的微血管并发症，主要指糖尿病性肾小球硬化症——一种以血管损害为主的肾小球病变。早期多无症状，血压可正常或偏高。其发生率随着糖尿病的病程延长而增高。糖尿病早期肾体积增大，肾小球滤过率增加，呈高滤过状态，以后逐渐出现间隙蛋白尿或微量白蛋白尿，随着病程的延长出现持续蛋白尿、水肿、高血压、肾小球滤过率降低，进而肾功能不全、尿毒症，是糖尿病主要的死亡原因之一。

Mogensen 曾根据 1 型糖尿病肾功能和结构病变的演进及临床表现将 1 型糖尿病肾病分为 5 期，这在一定程度上也适用于 2 型糖尿病肾病。

Ⅰ期：表现为肾小球滤过率增高和肾体积增大，初次诊断的 1 型糖尿病患者就已有这种改变，与此同时肾血流量和肾小球毛细血管灌注、内压均增高。这种糖尿病肾脏受累的初期改变与高血糖水平一致，是可逆的，经过胰岛素治疗可以恢复，但不一定能完全恢复正常。这一期没有病理组织学的损害。

Ⅱ期：即正常白蛋白尿期。这期尿白蛋白排出率（urinary albumin excretion，UAE）正常（$<20\ \mu g/min$ 或$<30\ mg/24\ h$），运动后 UAE 增高但休息后可恢复。这一期肾小球已出现结构改变，肾小球基底膜（GBM）增厚和系膜基质增加，肾小球滤过率（glomerular filtration rate，GFR）多高于正常并与血糖水平一致。Ⅰ、Ⅱ期患者的血压多正常。

Ⅲ期：早期糖尿病肾病期。据对一组糖尿病患者长期随诊的结果，早期糖尿病肾病的发病率为 16%，多发生于病程>5 年的糖尿病患者，并随病程而上升。主要表现为 UAE 持续高于 $20\sim200\ \mu g/min$（相当于 $30\sim300\ mg/24\ h$），初期 UAE $20\sim70\ \mu g/min$ 时 GFR 开始下降并接近正常（130 mL/min）。高滤过和长期代谢控制不良可能是患者持续微量白蛋白尿的原因。这一期患者血压轻度升高，降低血压可部分减少尿微量白蛋白的排出。患者的GBM增厚和系膜基质增加更加明显，已有肾小球结节型和弥漫型病变，以及小动脉玻璃样变，并已出现肾小球荒废。

Ⅳ期：临床糖尿病肾病或显性糖尿病肾病期。这期的特点：一是大量白蛋白尿，UAE>200 μg/min或持续性尿蛋白>0.5 g/24 h，为非选择性蛋白尿。二有血压增高，约3/4患者出现高血压。患者的GBM明显增厚，系膜基质增宽，荒废的肾小球增多(平均占36%)，残余肾小球代偿性肥大。弥漫型肾损害患者的尿蛋白与肾小球病理损害一致，严重者每日尿蛋白量>2.0 g，往往同时伴有轻度镜下血尿和少量管型，而结节型患者尿蛋白量与其病理损害程度之间没有关系。临床糖尿病肾病的特点，不像其他肾脏疾病的蛋白尿，不因GFR的下降而减少。随着大量尿蛋白丢失可出现低蛋白血症和水肿，但典型的糖尿病肾病“三联征”——大量蛋白尿(>3.0 g/24 h)、水肿和高血压，只见于30%的糖尿病肾病患者。糖尿病肾病水肿多比较严重，对利尿药反应差，其原因除血浆蛋白低外，至少部分是由于糖尿病肾病的钠潴留比其他原因的肾病综合征严重。这是因为糖尿病肾病患者肾小管功能障碍出现较早，近曲小管对水、钠重吸收增加。此外胰岛素改变了组织中Na^+、K^+的转运，无论是1型糖尿病患者注射的胰岛素或2型糖尿病患者本身的高胰岛素血症，长期高胰岛素水平能直接增加远曲小管对钠的重吸收，使水肿加重，高钠饮食钠潴留更明显。这一期患者的GFR开始下降，但大多数患者血肌酐水平不高。

Ⅴ期：即终末期肾功能衰竭。由于肾小球基膜广泛增厚，肾小球毛细血管腔进行性狭窄，更多的肾小球荒废，肾脏滤过功能进行性下降，平均每月约下降1 mL/min，导致氮质血症和肾功能衰竭，最后患者的GFR<10 mL/min，血肌酐或尿素氮显著增高。此期尿蛋白仍持续存在，使低蛋白血症不断加重，并伴有严重的高血压和水肿。患者普遍有氮质血症引起的胃肠道反应如食欲减退、恶心呕吐和贫血，并可继发严重的高钾血症、代谢性酸中毒和低钙搐搦，还可继发尿毒症性神经病变和心肌病变。这些严重的合并症常是糖尿病肾病尿毒症患者致死的原因。

1. 实验室检查

(1) 运动激发试验　在糖尿病肾病变早期，24 h尿蛋白一般<150 mg，且呈间歇性。严格控制血糖可使尿蛋白消失。运动后尿蛋白可明显增加。Mogensen认为运动试验是糖尿病肾病变早期诊断的敏感试验。

(2) 尿液检查及肾功能等检查　糖尿病肾脏病变的功能变化和结构变化相平行，早期肾血浆流量增加、肾小球的滤过率增高。近年发现糖尿病患者尿中N-乙酰-B-D氨基葡萄糖苷酶(NAG)排出增高，而且和尿蛋白排泄及视网膜病变呈正相关，随病程的延长而增加。

2. 其他辅助检查

(1) 肾组织学检查　肾脏组织学检查是诊断糖尿病肾病变的重要手段。其中特异性改变占50%，主要是结节性肾小球硬化，入球小动脉和出球小动脉玻璃样变，肾小囊表面渗出性变化。非特异性改变有肾小球和肾小管基膜增厚。免疫荧光检查可见肾小球和肾小管基膜及肾小囊表面有白蛋白和 IgG 沉积。

(2) 眼底检查　糖尿病视网膜病变是糖尿病微血管病变的一部分，常和糖尿病肾病同时存在，因此一旦发现视网膜病变就要警惕肾脏微血管病变的存在。

(3) 肾脏形态学的检查　糖尿病肾病变早期肾脏体积增大、重量增加。根据静脉肾盂造影或 B 超测量肾脏的大小，并测算其重量。

3. 与非糖尿病性肾脏病变鉴别

糖尿病肾病的发展应符合糖尿病肾病(diabetic nephropathy, DN)的自然病程，即病程中逐渐出现微量白蛋白尿、蛋白尿、肾功能减退等。此外，DN 还有一些值得注意的特点，如血尿少见、虽进入肾衰竭期但尿蛋白量无明显减少、肾脏体积增大或缩小程度与肾功能状态不平行(应与肾淀粉样变性作鉴别)。对于糖尿病早期或糖尿病和肾脏病变同时发现时，诊断应结合糖尿病其他脏器系统如糖尿病眼底病变和外周神经病变等，有肾损害表现但可排除其他病因所致者才能诊断为糖尿病肾病。必要时做肾穿刺活组织检查。

微量白蛋白尿是糖尿病肾病最早可检测的临床指标，但并不完全等同于糖尿病肾病。事实上，未经干预的具有微量白蛋白尿的 2 型糖尿病患者中只有 20%～40%进展到显性蛋白尿(肾病)进而发展到肾功能损害，这说明微量白蛋白远非特异，这一结论已得到了肾穿刺活检的支持。因此不能因白蛋白尿的存在而简单地诊断为 DN，且不经肾穿刺也不能排除非糖尿病性肾脏病变(non-diabetic renal disease, NDRD)的可能性。目前，由于糖尿病的高发病率，其合并 NDRD 的情况已经得到了广泛的关注。原发性肾小球疾病常有一些特征性病理改变，一些病理类型有明显血尿；高血压肾小动脉硬化主要累及入球小动脉，且常常已有眼底动脉硬化及左心室肥大。原发性肾小球疾病和高血压可与糖尿病同时存在，在发病上无联系。在糖尿病病程中突然发生肾功能减退，应首先排除其他原因引起的肾功能减退，尤其对于糖尿病早期、24 h 尿蛋白<1 g 者。

对于 2 型糖尿病合并肾脏损害的患者存在 NDRD 的真实比例和预测因子，各家报道颇不一致，可能和入选患者的偏倚很有关系。但 NDRD 者血尿较多、较年轻、较肥胖，肾功能总体较好。视网膜病变则为 DN 特异。Premalatha 分析了南印度 16 例有 24 h 尿蛋白定量超过 1 g，但无糖尿病视网膜病变的 2 型糖尿病患者，发现 NDRD 的比例是 50%。事实上，很多研究已经指出，糖尿病可以合并的 NDRD 的疾病谱非常广，IgA 肾病、系膜增生性肾炎、膜性肾病、局灶节段性硬化、微小病变、高血压性肾小动脉硬化、淀粉样变、血管炎性肾损害等均可见到，我国仍以 IgA 肾病的发病率最高(43.8%)，这个数字与不合并 2 型糖尿病的原发性肾小球肾炎相近，更提示该 IgA 肾病是独立于糖尿病的原发性疾病。

因此，在临床工作中，应重视 NDRD 的存在，对于血尿、糖尿病史短、糖尿病其他合并症特别是视网膜病变不显著、突发的肾病综合征等线索存在的疑诊病例应慎重，适当放宽肾穿刺活组织检查的指征。

(二) 糖尿病视网膜病变(DR)

糖尿病可引起两种类型视网膜病变——增殖性和非增殖性视网膜病变。糖尿病视网膜病变是主要致盲眼病之一。

在非增殖性(单纯型)视网膜病变,视网膜小毛细血管发生破裂和渗漏。在每一膨大的毛细血管破裂之处,形成一有血蛋白沉淀的小囊,根据眼底检查可发现这些改变。荧光素血管造影(一种诊断方法,医生于患者静脉注射染料,待染料随血流到达视网膜时进行眼底照相)有助于确定病变的程度。早期非增殖性视网膜病变可不引起视力下降。但视网膜小片出血可引起局部视野缺失;如果出血累及黄斑部,视力将明显下降。

在增殖性视网膜病变,视网膜损害刺激新生血管生长。新生血管生长对视网膜有害无益,其可引起纤维增生,有时还可导致视网膜脱离。新生血管也可长入玻璃体或引起玻璃体积血。与非增殖性视网膜病变相比,增殖性视网膜病变对视力的危害性更大,其可导致严重视力下降甚至完全失明。

1. 常见检查

(1) 血糖检查　定期测定血糖水平监控糖尿病病情发展。

(2) 肾功能检查　及时发现糖尿病肾病并发症。

(3) 胆固醇血脂检查　保持胆固醇,血脂正常水平。

(4) 眼底荧光血管造影　眼底荧光血管造影不仅可以了解视网膜微循环的早期改变,而且在糖尿病视网膜病变的进展中也有各种特殊表现,其阳性体征发现率较眼底镜检查发现率高,是早期诊断、选择治疗方案、评价疗效和判断预后的可靠依据,如在眼底镜下尚未发现糖尿病视网膜病变时,眼底荧光血管造影就可出现异常荧光形态,在眼底荧光血管造影下发现的微血管瘤比眼底镜下所见更早、更多,其他如毛细血管扩张,通透性增加,无灌注区,动静脉异常、渗出及出血,新生血管等,眼底荧光血管造影都有特殊表现。

(5) 视网膜电图振荡电位(OPs)　OPs是视网膜电图(ERG)的亚成分,它能客观而敏感地反映视网膜内层血循环状态,在眼底未见病变的眼中,它能反映出OPs的振幅异常,在有糖尿病性视网膜病变的患者中,它能进一步显示病程的进展和好转。

(6) 其他检查　如视觉对比敏感度检查,可见早期患者的中、高空间频率平均对比敏感度显著降低;应用彩色多普勒血流成像技术可发现患者球后动脉血流动力学改变,表现为低流速、低流量、高阻力型改变;血液黏稠度检测可表现为黏度增多;血清SOD活力检测可表现为活力下降等。

2. 诊断

(1) 病史　详细询问病史至关重要,除了有无多饮、多食、多尿及消瘦等典型的糖尿病表现外,还应注意了解糖尿病的病程,病程越长,其糖尿病性视网膜病变的发病率越高,程度越重,特别是有些糖尿病的发现时间并不代表真正的患病时间,因为全身症状不明显，发现糖尿病时往往实际病程已久，血糖及尿糖检查是了解糖尿病控制程度的重要依据。

（2）眼底检查　眼底检查是诊断糖尿病性视网膜病变的主要手段，微动脉瘤和（或）小出血总是最早出现并比较确切的视网膜病变的体征，带黄白色的蜡样硬性渗出斑，说明血管系统功能异常，通透性增大，血液成分逸出，而白色软性渗出则表示微循环重度紊乱，血管破坏严重，这阶段没有新生血管形成，故称为单纯型病变，随着病情的发展，在这个阶段上并发多处局灶性的或广泛的视网膜无灌注，则预示不久将出现新生血管，从发生新生血管开始，即进入增殖期，说明视网膜循环对组织缺氧已不能代偿。

（3）特殊检查　糖尿病性视网膜病变在眼底未出现病变以前，已有某些亚临床改变，如异常荧光形态、视网膜电生理、视觉对比敏感度等变化，均对其早期诊断有参考价值，在病变进展过程中，眼底荧光血管造影的各种特殊表现对该病的诊断和分期有重要意义。

二、糖尿病神经病变

糖尿病神经病变是糖尿病最常见的慢性并发症之一，病变可累及中枢神经及周围神经，以后者为常见。由于缺乏统一的诊断标准和检测方法，其患病率有较大差异，在10%～96%。糖尿病病程在10年以上者，常有明显的临床糖尿病神经病变。其病因复杂，可能涉及大血管和微血管病变、代谢因素、自身免疫机制，以及生长因子不足等。

1. 分类

（1）中枢神经系统并发症　① 伴随严重DKA、高渗高血糖状态或低血糖症出现的神志改变；② 缺血性脑卒中；③ 脑老化加速及老年性痴呆等。

（2）糖尿病周围神经病变(DPN)　常见的类型有① 远端对称性多发性神经病变：此类型是最常见的类型，以手足远端感觉运动神经受累最多见。通常为对称性，典型者呈手套或袜套式分布；下肢较上肢严重，先出现肢端感觉异常，可伴痛觉过敏、疼痛，后期感觉丧失，可伴运动神经受累，手足小肌群萎缩，出现感觉性共济失调及神经性关节病(Charcot关节病)。腱反射早期亢进、后期减弱或消失，音叉震动感减弱或消失。电生理检查可早期发现感觉和运动神经传导速度减慢。② 局灶性单神经病变：可累及任何颅神经或脊神经，但以动眼神经、正中神经及腘神经最常见，一般起病急，表现为病变神经分布区域疼痛，常是自限性。③ 非对称性的多发局灶性神经病变：指同时累及多个单神经的神经病变。④ 多发神经根病变(糖尿病性肌萎缩)：最常见为腰段多发神经根病变，典型表现为初起股、髋和臀部疼痛，后骨盆近端肌群软弱、萎缩。

（3）糖尿病自主神经病变　一般认为有症状的自主神经病变预后不良，多影响消化系统、心血管系统、泌尿生殖系统等。临床表现为胃排空延迟(胃轻瘫)、腹泻(饭后或午夜)、便秘等；休息时心动过速、直立性低血压、寂静性心肌缺血、QT间期延长等，严重者可发生心源性猝死；残余尿量增加、尿失禁、尿潴留等；其他还可表现为阳痿、瞳孔改变（缩小且不规则、光反射消失、调节反射存在）、排汗异常（无汗、少汗或多汗）等。

2. 诊断

（1）糖尿病远端对称性多发性神经病变的诊断

1）诊断标准：① 明确的糖尿病病史。② 诊断糖尿病时或之后出现的神经病变。③ 临床症状和体征与糖尿病周围神经病变（diabetic peripheral neuropathy，DPN）的表现相符。④ 有临床症状（疼痛、麻木、感觉异常等）者，5 项检查（踝反射、针刺痛觉、震动觉、压力觉、温度觉）中任 1 项异常；无临床症状者，5 项检查中任 2 项异常，临床诊断为 DPN。

2）排除诊断：需排除其他病因引起的神经病变，如颈腰椎病变（神经根压迫、椎管狭窄、颈腰椎退行性变）、脑梗死、急性感染性多发性神经炎；排除严重动静脉血管性病变（静脉栓塞、淋巴管炎）等；排除药物尤其是化疗药物引起的神经毒性作用，以及肾功能不全引起的代谢毒物对神经的损伤。如根据以上检查仍不能确诊，需要进行鉴别诊断的患者，可做神经肌电图检查。

（2）糖尿病自主神经病变的诊断

1）心血管自主神经病变：表现为直立性低血压、晕厥、冠状动脉舒缩功能异常、无痛性心肌梗死、心脏骤停或猝死。目前尚无统一诊断标准，检查项目包括心率变异性、Valsalva 试验、握拳试验（持续握拳 3 min 后测血压）、体位性血压变化测定、24 h 动态血压监测、频谱分析等。

2）消化系统自主神经病变：表现为吞咽困难、呃逆、上腹饱胀、胃部不适、便秘、腹泻及排便障碍等。检查项目可选用胃电图、食管测压、胃排空的闪烁图扫描（测定固体和液体食物排空的时间）及直肠局部末梢神经病变的电生理检查，有助于诊断。

3）泌尿生殖系统自主神经病变：临床出现排尿障碍、尿潴留、尿失禁、尿路感染、性欲减退、勃起功能障碍、月经紊乱等。超声检查可判定膀胱容量、残余尿量，神经传导速度检查可以确定糖尿病尿道神经功能。

三、糖尿病大血管并发症

1. 糖尿病心血管疾病

糖尿病心血管疾病是糖尿病患者并发或伴发的心血管疾病，包括糖尿病心肌病变、心血管自主神经病变、高血压，以及冠状动脉心脏病变。过去对糖尿病的心脏病变大都仅注意冠心病，然而大量证据表明糖尿病心脏病决非单纯从冠状动脉粥样硬化可以解释。事实上，糖尿病心脏病变可更多累及心肌、营养心肌的小血管及自主神经。

结合心电图 S－T 段呈水平型或下斜型降低，且≥0.05 mV，T 波呈低平、双相或倒置型，冠状动脉造影等可确定有冠心病存在。

2. 糖尿病周围血管疾病

糖尿病周围血管病变的症状和体征：由于血管病变使氧和营养物质向周围组织转运减少，出现以痛性痉挛和疼痛为特征的间歇性跛行。静息痛常发生于动脉栓塞后。早期表现为肢体皮温下降，足部发凉，上举后变苍白，下坠后发紫，静脉充盈迟缓，足背动脉搏动消失。后期皮肤变薄、萎缩，毛发脱落，最终出现溃疡和坏疽。糖尿病周围血管疾病可行多彩色普勒超声（简称彩色超声）检查、血管造影明确诊断。彩色超声波显示动脉硬化，动脉壁粥样斑块形成，血流量下降等。

3. 糖尿病脑血管疾病

糖尿病性脑血管病，是糖尿病患者易发的脑血管疾病，其临床特点是脑梗死、脑血栓形成等缺血性病变多见，而脑出血较少。另外在糖尿病脑血管病变中，中、小动脉梗塞及多发性梗塞多见，椎-基底动脉系统比颅内动脉系统多见。此类疾病可行头颅CT、磁共振（MRI）或脑血管造影等检查明确诊断。

四、糖尿病足

糖尿病足是指糖尿病患者足部由于神经病变使下肢保护功能减退，大血管和微血管病变使动脉灌注不足致微循环障碍而发生溃疡和坏疽的疾病状态，糖尿病足是糖尿病一种严重的并发症，是糖尿病患者致残，甚至致死的重要原因之一。

1. 临床表现

（1）足部的一般表现　由于神经病变，患肢皮肤干而无汗，肢端刺痛、灼痛、麻木、感觉迟钝或丧失，呈袜套样改变，脚踩棉絮感；因肢端营养不良，肌肉萎缩，屈肌和伸肌失去正常的牵引张力平衡，使骨头下陷造成趾间关节弯曲，形成弓形足、槌状趾、鸡爪趾等足部畸形。当患者的骨关节及周围软组织发生劳损时，患者继续行走易致骨关节及韧带损伤，引起多发性骨折及韧带破裂，形成夏科关节（charcot joints）。X线检查多有骨质破坏，有的小骨碎片脱离骨膜造成死骨影响坏疽愈合。

（2）缺血的主要表现　常见皮肤营养不良，肌肉萎缩，皮肤干燥弹性差，皮温下降，有色素沉着，肢端动脉搏动减弱或消失，血管狭窄处可闻及血管杂音。最典型的症状是间歇性跛行，休息痛，下蹲起立困难。当患者患肢皮肤有破损或自发性起水疱后被感染，形成溃疡、坏疽或坏死。

（3）糖尿病足溃疡　可按照病变性质分为神经性溃疡、缺血性溃疡和混合性溃疡。① 神经性溃疡：神经病变在病因上起主要作用，血液循环良好。这种足通常是温暖的、麻木的、干燥的，痛觉不明显，足部动脉搏动良好。② 缺血性溃疡：单纯缺血所致的足溃疡，无神经病变，较少见。③ 混合性溃疡：这些患者同时有周围神经病变和周围血管病变，足背动脉波动消失。这类患者的足是凉的，可伴有休息时疼痛，足边缘部有溃疡和坏疽。

足溃疡发生的部位多见于前足底，常为反复遭到机械压力所致，由于周围神经病变引起的保护性感觉消失，患者不能感觉这种异常的压力变化，不能采取一些保护措施，发生溃疡后并发感染，溃疡不易愈合，最后发生坏疽。

(4) 糖尿病足的分级：经典的分级法为 Wagner 分级法。

0 级：有发生足溃疡危险的足，皮肤无开放性病灶。

1 级：表面有溃疡，临床上无感染。

2 级：较深的溃疡感染病灶，常合并软组织炎，无脓肿或骨的感染。

3 级：深度感染，伴有骨组织病变或脓肿。

4 级：骨质缺损，部分趾、足坏疽。

5 级：足的大部或全部坏疽。

2. 检查

(1) 体格检查　应对双下肢膝关节以下部分进行彻底的体格检查。体格检查要至少每年进行 1 次，对于高危人群应更为频繁。需要观察记录的问题：步态异常、鞋子的磨损情况，以及有无外物突入鞋内部，血管搏动、毛发生长、皮温和毛细血管再充盈情况，观察足与足跟部的畸形与组织破坏、溃疡的位置与大小、有无水肿或炎症的表现。还需检查关节的稳定性，以及肌肉的力量。

(2) 神经学检查　即反射、运动和感觉功能的检查。定性的感觉检查，如轻触觉、两点辨别觉、针刺觉和本体感觉。定量的感觉检查，最常使用 Semmes - Weinstein 尼龙单丝进行压力检查。

(3) 血管检查　最常用的非侵入性检查为动脉多普勒超声检查。其数据由绝对压力或踝-肱指数表示。踝-肱指数达到 0.45 被认为是截肢后伤口可愈合的最小值。足趾血管压力绝对值达到 40 mmHg 是伤口愈合标准的最小值。注意有动脉硬化性疾病的患者可能出压力值假性升高的现象。其他的血管检查包括皮肤灌注压测定和经皮氧分压测定。前者是通过试验确定皮肤受压后阻断其再充盈所需的最小压力；后者也可用来确定截肢术后愈合的潜力。压力如果小于 20 mmHg 则有很高的伤口感染风险，而高于 30 mmHg 表明有足够的愈合潜力。

(4) 实验室检查　血糖控制在糖尿病足的护理中非常重要。如果糖尿病代谢控制不佳则有较高发生溃疡的风险。如果 HbA1c 升高，则溃疡愈合时间延长，以及复发的可能性增大。这些指标的变化预示了患者依从性和愈合最优化的情况。此外，还应检查血清总蛋白、血清白蛋白，以及血常规等，明确机体营养状况及感染情况。

(5) 影像学检查　普通 X 线为一线的诊断性检查，用来评价应力性骨折、骨折、骨溶解/骨破坏、脱位、半脱位和足踝部骨性结构改变的情况；CT 用于评估皮质骨的细节和改变效果较佳，如评估术后骨折的愈合情况。此外，CT 还可用于评估软组织疾病，如脓肿；MRI 对于各种原因造成的软组织和骨组织改变都非常敏感，如应力骨折、脓肿、骨髓炎或神经性关节病变等。但是对于分辨 Charcot 关节与骨髓炎有困难。因两种病变都有骨髓水肿与侵蚀样改变。

治疗篇

第五章　健康教育及营养、运动、监测方案

第一节　糖尿病健康教育

一、健康教育的必要性

糖尿病是一种慢性终身性疾病，需要长期、综合的治疗方案，而治疗过程中的饮食控制、坚持运动、规律用药等都需要患者主动参与和配合，故糖尿病教育可有效提高患者的自我管理，改善临床结局、生活质量。1996 年国际糖尿病协会已将糖尿病教育列为糖尿病的五项基本治疗措施（即糖尿病教育、饮食治疗、运动治疗、药物治疗和血糖监测）之一。

二、健康教育的内容

糖尿病教育的内容包括对医疗保健人员和患者及其家属的宣传教育，提高医务人员的综合防治水平，将科学的糖尿病知识、自我保健技能深入浅出地传授给患者。

三、健康教育的目的

糖尿病教育应贯穿于糖尿病诊治的整个过程，其内容包括糖尿病基础知识、心理卫生、饮食治疗、运动疗法、药物治疗、自我血糖监测及自我保健等。对糖尿病患者来说，应通过教育达到下列目的：① 认识自己所患糖尿病的类型及并发症；② 正确掌握饮食治疗和调整食谱的基本技能；③ 认识血糖控制不良的严重后果；④ 能自行观察病情，自我监测血糖、尿糖，并能初步调整饮食和药物；⑤ 能自行注射胰岛素，并根据监测的血糖值初步调整用量；⑥ 能识别、预防和及时处理低血糖；⑦ 能主动与医务人员配合，必要时复诊。

第二节　糖尿病饮食治疗

一、饮食治疗的意义

饮食治疗是糖尿病治疗的基础，各种类型的糖尿病患者都应该坚持科学合理的饮食，以达到饮食治疗的下列目的：配合运动和（或）药物的作用，良好控制血糖、血脂，改善代谢；提供合适的热量满足身体所需；使患者体重趋于正常。

二、饮食治疗的原则

饮食治疗并非简单地控制饮食，目前糖尿病学家主张的饮食原则：在控制总热量摄入的基础上，合理均衡各种营养物质。具体治疗方法如① 限制每日摄入的总热量。② 合理的饮食结构：在总热量限定的前提下，适当提高碳水化合物的比例，保证蛋白质的供应，限制脂肪的摄入；食物品种多样化；适当增加膳食纤维、微量元素和维生素；限制食盐的摄入量。③ 每日规律进食，少食多餐，与运动、药物治疗密切配合。④ 长期坚持。

三、计算每日总热量

患者所需每日总热量与其基础代谢率、劳动强度和营养状况相关（表 5－1），需计算标准体重并评价营养状况及劳动强度，参考原来的生活习惯，使体重逐渐控制在理想体重的±5%内。

表 5－1　每千克体重每日消耗热量计算参照表（单位：kcal）

	卧床休息	轻体力劳动	中体力劳动	重体力劳动
超重、肥胖	15	25	30	35
正常	20	30	35	40
体重不足、消瘦	25	35	40	45

（1）标准体重　　标准体重（kg）＝身高（cm）－105

（2）营养状况的评价　　实际体重在标准体重上下 10% 范围内为正常体重；超过标准体重 20%为肥胖；超过 10%为超重；低于标准体重的 10%为体重不足，低于 20%为消瘦。也可以用体质指数 BMI＝[体重（kg）/身高^2（m^2）]评价。按中国标准，正常范围是 18.5～24，＜18.5 为体重过低，≥24 为超重，≥28 为肥胖。

治疗篇

（3）劳动强度的评价　可分为三级，① 轻体力劳动：身体主要处于坐位或站立或少量走动的工作，如办公室工作、实验室工作、教师讲课等；② 中体力劳动：如搬运轻东西、持续长距离行走、学生日常活动等；③ 重体力劳动：如非机械化农业劳动、跳舞等。

四、三大营养物质及其分配

三大营养物质包括碳水化合物、脂类和蛋白质。

1）一般推荐碳水化合物所提供的热量占总热量的 55%～65%，提倡食用粗制米、面和一定量杂粮，忌食蔗糖、葡萄糖、蜜糖及其制品（各种糖果、甜糕点、冰淇淋及含糖软饮料等）。

2）脂肪的摄入量要严格限制，为总热量的 20%～30%。一般建议每日 0.6～1.0 g/kg 标准体重。其中单不饱和脂肪酸应尽量达到 10%～15%，饱和脂肪酸应＜10%，其余由多不饱和脂肪酸补充，避免反式不饱和脂肪酸。限制食物的脂肪含量，少食动物脂肪，尽量用植物油代替。如已有高胆固醇血症，胆固醇摄入量应＜300 mg/d；若血清低密度脂蛋白（low-density lipoprotein，LDL）高于正常，则饱和脂肪酸应限制在 7%以内，胆固醇摄入量降至 200 mg。

脂肪的来源有动物性脂肪和植物性脂肪，动物性脂肪如猪油和蛋、乳类食品中所含的脂肪，植物性脂肪如豆油、菜籽油、芝麻油等。糖尿病患者脂代谢紊乱，应节制花生、瓜子、核桃等坚果类的摄入，另动物内脏和蛋黄中的胆固醇较高，过去认为应减少摄入，近来研究表明胆固醇主要为内源性合成，故不必严格限制。

3）一般糖尿病患者（无肾病及特殊要求者）每日蛋白质的摄入量应占总热量的 15%～20%。推荐每日 0.8～1.2 g/kg 标准体重，其中动物蛋白占 1/3。处于生长发育阶段的儿童及青少年、妊娠、哺乳、营养不良，以及慢性消耗性疾病者的蛋白质摄入量可适当增加。可按照每日 1.2～1.5 g/kg 体重计算；儿童可增加至每日 2 g/kg 体重。糖尿病肾病、肝性脑病等患者应减至 0.6～0.8 g/kg 标准体重。

蛋白质的主要食物来源为瘦肉（猪、羊、牛肉）、蛋类、鱼虾等动物食品及大豆等豆类食品，动物蛋白通常称为优质蛋白，含有丰富的必需氨基酸，而植物蛋白所含的必需氨基酸较少。因此，糖尿病患者应注意食物种类摄入的多样化，做到荤素搭配。

五、糖尿病饮食治疗实施方法

糖尿病饮食治疗的常用方法包括细算法和食品交换法。细算法科学性强，但需查阅食物成分表后才能设计食谱，适合住院患者，并由营养师执行。食品交换法简单易行。

1. 细算法

每克碳水化合物、蛋白质均产热 16.7 kJ，即 4 kcal。每克脂肪产热 37.8 kJ，即

9 kcal。按照每日所需总热量和各营养素的比例计算三大营养物质的热量，再根据每种营养物质每克可产生的热量，换算为重量。由营养师根据三大营养物质的量和食物成分表设计食谱。

2. 食品交换法

(1) 食品分类　根据其所含的营养成分及食用价值不同，将日常食品归纳为六类，其中同类食品的营养成分结构相近。

第一类：谷类、芋类、含淀粉多的蔬菜及豆类(大豆除外)。以碳水化合物为主。

第二类：水果类。以碳水化合物为主。

第三类：鱼、瘦肉、禽、蛋、大豆及豆制品类。以蛋白质为主。

第四类：乳类。以蛋白质为主。

第五类：油脂及多脂性食物。以脂肪为主。

第六类：蔬菜类(含淀粉多的除外)、藻类及菌菇类。以维生素、无机盐、纤维素为主。

(2) 食品交换单位　食品交换份的概念是将食物按照来源和性质分成几大类。同类食物在一定重量内所含的蛋白质、脂肪、糖类和热量相似，不同类食物间所提供的热量也是相同的。确定食品交换份的益处在于：① 易于达到膳食平衡；② 便于了解和控制总热量；③ 可做到食品的多样化；④ 便于灵活掌握食物的选择(表 5-2～表 5-9)。

表 5-2　食品交换份表

类别		每份重量(g)	热量(kcal)	蛋白质(g)	脂肪(g)	糖类(g)
谷薯类		25	90	2.0	—	20.0
菜果类	蔬菜类	500	90	5.0	—	17.0
	水果类	200	90	1.0	—	21.0
肉蛋类	大豆类	25	90	9.0	4.0	4.0
	奶制品类	160	90	5.0	5.0	6.0
	肉蛋类	50	90	9.0	6.0	—
油脂类	坚果类	15	90	1.0	7.0	2.0
	油脂类	10	90	—	10.0	—

表 5-3　等值谷薯类交换表

食品	重量(g)	食品	重量(g)
大米、小米和糯米	25	绿豆、红豆和干豌豆	25
高粱米和玉米碴	25	干粉条和干莲子	25
面粉和玉米面	25	油条、油饼和苏打饼	25
混合面	25	烧饼、烙饼和馒头	35
燕麦片和小麦片	25	咸面包和窝窝头	35
各种挂面和龙须面	25	生面条和魔芋生面条	35
马铃薯	100	鲜玉米	200

注：每份谷薯类供蛋白质 2 g、糖类 20 g、热能 90 kcal。

表 5-4　等值蔬菜类交换表

食　　品	重量(g)	食　　品	重量(g)
大白菜/菠菜	500	冬笋/南瓜/花菜	350
韭菜/茴香	500	扁豆/洋葱/蒜苗	250
芹菜/莴笋/油菜苔	500	胡萝卜	200
西葫芦/番茄/冬瓜/苦瓜	500	山药/荸荠/藕	150
黄瓜/茄子/丝瓜	500	慈姑/百合/芋头	100
芥蓝菜	500	毛豆/鲜豌豆	70
蕹菜/苋菜	500	豆芽/鲜蘑菇	500
白萝卜/青椒/茭白/冬笋	25		

注：每份蔬菜类供蛋白质 5 g、糖类 17 g、热能 90 kcal。

表 5-5　等值水果类交换表

食　　品	重量(g)	食　　品	重量(g)
柿/香蕉/鲜荔枝	150	李/杏	200
梨/桃/苹果(带皮)	200	葡萄(带皮)	200
橘子/橙子/柚子	200	草莓	300
猕猴桃(带皮)	200	西瓜	500

注：每份水果类供蛋白质 1 g、糖类 21 g、热能 90 kcal。

表 5-6　等值大豆类交换表

食　　品	重量(g)	食　　品	重量(g)
腐竹	20	北豆腐	100
大豆	25	南豆腐	150
大豆粉	25	豆浆	400
豆腐丝/豆腐干	50		

注：每份大豆类供蛋白质 9 g、脂肪 4 g、糖类 4 g、热能 90 kcal。

表 5-7　等值奶制品类交换表

食　　品	重量(g)	食　　品	重量(g)
奶粉	20	牛奶	160
脱脂奶粉	25	羊奶	160
奶酪	25	无糖酸奶	130

注：每份奶制品类供蛋白质 5 g、脂肪 5 g、糖类 6 g、热能 90 kcal。

表 5-8　等值肉蛋类交换表

食　　品	重量(g)	食　　品	重量(g)
熟火腿	20	熟叉烧肉/午餐肉	35
半肥半瘦猪肉	25	瘦猪/羊/牛肉	50

续表

食　　品	重量(g)	食　　品	重量(g)
带骨排骨	50	鹌鹑蛋(6个带壳)	60
鸭肉	50	鸡蛋清	150
鹅肉	50	带鱼	80
兔肉	100	草鱼/鲤鱼/甲鱼/比目鱼	80
熟酱牛肉/熟酱鸭	35	黄鱼/鳝鱼/黑鲢/鲫鱼	100
鸡蛋粉	5	虾/鲜贝	100
鸡蛋(1大个带壳)	60	蟹肉/水浸鱿鱼	100
鸭蛋/松花蛋(1个带壳)	60	水浸海参	350

注：每份肉蛋类供蛋白质9 g、脂肪6 g、热能90 kcal。

表5-9　等值油脂类交换表

食　　品	重量(g)	食　　品	重量(g)
花生油/香油(1汤勺)	10	猪肉	10
玉米油/菜籽油(1汤勺)	10	牛油	10
豆油(1汤勺)	10	羊油	10
红花油(1汤勺)	10	黄油	10
核桃/杏仁/花生米	15	葵子/西瓜子	25/40

注：每份油脂类供脂肪10 g、热能90 kcal。

第三节　糖尿病运动治疗

一、运动治疗的目的

1）改善糖尿病患者能量的消耗与储存之间的平衡关系，配合饮食治疗，维持患者的体重。

2）提高患者代谢水平，改善胰岛素抵抗，纠正糖尿病的多种代谢异常。

3）改善心肺功能，降低血压，改善患者健康状况。运动治疗主要使用于空腹血糖<16.7 mmol/L的轻中度糖尿病患者，尤其是肥胖，以及病情较稳定的患者。

二、运动治疗的疗效[1]

1）减轻体重。多适用于肥胖患者，尤其是腹部肥胖患者，因为减少腹部脂肪量后，可以直接减少糖尿病和冠心病的发病率及发病程度。配合饮食治疗可以起到更好的疗效。

2）减轻或消除胰岛素抵抗。运动 2 h 后，可见非胰岛素依赖性组织的葡萄糖摄入增加（可能由于增加 GLUT4 表达所致）。2 型糖尿病患者与正常人一样，运动后胰岛素的敏感度会明显增加，并维持达 16 h 之久。肌糖原的消耗也有利于葡萄糖的摄取。

3）增加糖原合成酶的活性，同时增加糖的无氧酵解，有利于血糖的控制。运动增加对不饱和脂肪酸的摄取和氧化，以及脂蛋白酶活性，改善脂代谢，降低胆固醇。长期规律的运动，可以使高密度脂蛋白胆固醇（high density lipoprotein cholesterol，HDL－C）升高，低密度脂蛋白胆固醇（low density lipoprotein cholesterol，LDL－C）减低。

4）体力活动可以增加血小板数量和血小板活性，可激活凝血机制，更重要的是体力活动还能促进凝血酶的生成和纤溶酶活性，减少血小板积聚和血栓的形成。

5）妊娠期妇女通过坚持必要的体力活动可以防止妊娠糖尿病的发生。对糖尿病合并妊娠的妇女来说，适宜的运动可以减轻糖尿病的病情。

6）康复治疗（包括体力活动）有利于糖尿病视网膜病变的稳定和恢复。

7）长期的体力活动可以有效地提高心肺功能，以及骨骼肌力量和耐受性。

8）儿童和青少年糖尿病患者要多参与体力活动和运动，可以减少胰岛素的用量，促进生长发育。

9）运动可以提高磺脲类口服降糖药物的降糖作用。

10）餐后适当的运动可以促进胰岛素的吸收。

11）促进心理健康，改善睡眠质量，增强机体对外界刺激的耐受性。

12）改善机体各系统的生理功能，增强体质，提高生活质量。

三、运动治疗的禁忌证

1）空腹时，易发低血糖。

2）应用胰岛素和降糖药出现低血糖者。

3）严重的 1 型糖尿病或血糖未能得到良好的控制（空腹血糖>16.7 mmol/L）。

4）心功能不全、严重心律失常、不稳定型心绞痛和近期发生心肌梗死者。

5）各类感染的急性期。

6）严重的糖尿病肾病。

7）糖尿病足。

8）严重的眼底病变。

9）新发的血栓类疾病。

10）酮症及酮症酸中毒。

四、运动治疗时的注意事项

运动前应评估病情的控制情况，包括血压、血糖、运动试验检测，如心电图、胸部X线片、肾及眼底检查等，再根据具体的情况设计合适的运动方式、运动量、运动时间，准备合适的运动装备[2]。

1）随身携带糖尿病卡，卡上注明详细的联系方式：姓名、住址、电话等。

2）运动中须注意补充水分，随身携带糖果，当出现饥饿、心慌、冷汗、头晕、四肢无力等低血糖症状时及时服用，停止运动并进行休息。

3）注射胰岛素的患者应选择非运动部位注射，以免胰岛素吸收过快而出现低血糖。

4）运动量应从低运动量（最大耗氧量＜40％）开始，持续时间5～10 min，自我感觉良好再进行中等运动量（最大耗氧量50％～60％），一定要循序渐进地增加运动强度。

5）运动结束前应进行至少5 min的舒缓运动，切忌突然停止运动，以免出现肌肉酸痛或疲劳等症状。

6）运动结束后做好记录，用来评估和调整运动量。

五、个体化的运动方案

患者的性别、年龄、体力、体型、生活方式、运动习惯等都会影响运动方案的制定。运动分为有氧运动与无氧运动两种。有氧运动是需要耗氧的运动，可以起到增加葡萄糖利用、动员脂肪和改善心肺功能的作用。无氧运动主要是靠肌肉爆发完成的，无需耗氧或耗氧量很少，可以增加肌群的力量和容积，但会生成乳酸，可出现气促及酸痛。一般运动应安排在进餐后1 h左右。空腹运动易发生低血糖，餐后立即运动会影响消化吸收，且此时的热量尚未被完全吸收。运动频率因人而异，平时有运动习惯的可以坚持每日运动，安排在三餐之后或者每次性集中在晚餐后都可以。每周运动3～4次最佳，超过3～4次后的效果及累积作用将减弱。

六、运动量的制定

运动量＝运动强度×运动时间。对于体重正常的人来说，运动消耗的热量应与摄入的热量保持平衡，但对于体重超重的人来说，运动消耗的热量要大于摄入的热量才能起到减重的作用。运动时间和强度共同决定运动量，两者可协调配合。运动时间从10 min开始，逐渐延长至30～40 min，其中可以穿插休息时间。强度决定运动的效果，只有当运动的强度达到肌肉50％最大摄氧量（VO_{2max}）时才能起到改善心血管和代谢的作用。强度过低只能起到安慰作用，但可以改善主观感觉；强度过大，无氧代谢比重增加，治疗作用降低，且可能引起心血管负荷过大或运动系统损伤，应避免。

运动量的估算方法有以下两种：

1. 以靶心率为标准

依据"Jungmann"公式，靶心率的制定，60 岁以上心率＝170－年龄，60 岁以下，心率＝180－年龄；达到靶心率的累计时间一般以 20～30 min 为宜。

2. 以最大摄氧量(VO_{2max})为标准

根据美国运动医学会推荐，一般以达到 VO_{2max} 的 40%～60%为宜，详见表 5－10，表 5－11。

表 5－10　运动强度的分级判定

	最大强度	强度	中强度	轻强度	微强度
VO_{2max}	100%	80%	60%	40%	20%
自感强度	非常吃力	吃力，可坚持	有运动感觉	轻微运动感觉	无运动感觉

注：VO_{2max}最大摄氧量

表 5－11　不同年龄组不同运动强度 VO_{2max} 的脉率(次/分)

年龄组(岁)	运动强度				
	100%	80%	60%	40%	20%
10—	193	166	140	113	87
20—	186	161	136	110	85
30—	179	155	131	108	84
40—	172	150	127	105	82
50—	165	144	123	102	81
60—	158	138	119	99	80
70—	151	133	115	96	78

注：VO_{2max}最大摄氧量

七、运动项目

选择有利于全身肌肉的运动，不受时间、地点、条件的限制，可操作性强，便于长期坚持的运动，可以起到良好的治疗作用(表 5－12)。

表 5－12　不同运动项目的运动强度

运动强度	运动项目
中等强度	快走/打太极拳/骑车/乒乓球/羽毛球/高尔夫球
较大强度	舞蹈/有氧健身操/慢跑/游泳/骑车上坡

八、传统运动治疗

运动治疗是2型糖尿病治疗中重要的一环，而传统运动在改善糖尿病风险、调节血糖、减少并发症等方面都有较好的疗效。

降低体重是减少糖尿病风险的一个关键点。实验研究发现，通过传统运动八段锦等的锻炼，患者的呼吸功能有明显的增强，肌肉收缩力增加，体重指数、腰臀比得到显著改善。通过传统运动的锻炼，可以降低体重，提高胰岛素的敏感性。

随着年龄的增长，老年人胰岛细胞变性增加，β细胞数目减少，α细胞数目相对增多，外周器官组织对葡萄糖的摄取和储备能力也有不同程度的下降，导致血糖的升高，2型糖尿病的患病率也随之上升。实验研究发现，通过传统运动如太极拳、八段锦、五禽戏等，可以有效地加强骨的造血功能，提高免疫力、应变能力，改善细胞代谢功能，从而有效地延缓衰老的进程，减少2型糖尿病老年人发病的概率。

糖尿病神经病变是糖尿病常见的并发症之一，其主要病理改变是神经纤维轴突萎缩变性甚至消失。髓鞘阶段性或弥散性脱髓鞘改变，以及朗飞结结间长度改变、轴索再生能力受损，特点是感觉神经受损较早，以肢体疼痛、麻木等感觉神经受损为主要临床表现。至今尚无特效药物。实验研究发现，太极拳运动能明显改善糖尿病患者周围神经症状，并能明显提高周围神经传导速度。

糖尿病血管病变包括大血管病变和微血管病变。糖尿病大血管病变的主要病理改变是动脉粥样硬化，是导致糖尿病心脑血管并发症的主要危险因素，也是糖尿病致死、致残的主要原因。而微血管障碍、微血管瘤形成和微血管基底膜增厚是糖尿病微血管病变的典型改变，可引起肾小球病变、视网膜病变、神经病变、心肌及肌肉病变等，成为决定患者预后的主要因素。而通过传统运动（如太极拳），可以有效地提高老年动脉粥样硬化患者体内一氧化氮（NO）的浓度，调节血脂水平，延缓动脉粥样硬化的形成。

传统运动的治疗需在中医理论的指导下进行，要有针对性的锻炼才能起到更好的疗效。如患者证属阴虚火旺者，可结合八段锦的摇头摆尾去心火及五禽戏的鹿戏进行锻炼，以泻南补北，理燮阴阳。

传统运动的运动方案也需因人因时因地制宜，选择合理的运动方法，才能起到良好的疗效。以太极拳为例，年轻患者可选择练习陈式太极拳二路等运动量较大，动作难度较高的套路；年长者可选择练习二十四式太极拳等动作舒缓的套路。

第四节　糖尿病患者的血糖监测方案

一、胰岛素治疗患者的血糖监测方案

目前大多数指南均推荐胰岛素治疗的患者需要每日至少 3 次的血糖监测，可根据不同的治疗制订个体化的监测方案。

1. 胰岛素强化治疗患者的血糖监测方案

胰岛素强化治疗（多次胰岛素治疗或胰岛素泵治疗）的患者在治疗开始阶段应每日监测血糖 5～7 次，建议涵盖空腹、三餐前后、睡前。如有低血糖表现需随时测血糖。如出现不可解释的空腹高血糖或夜间低血糖，应监测夜间 2～3 点血糖。达到治疗目标后每日监测血糖 2～4 次，主要涵盖空腹、睡前血糖。必要时测餐后血糖（表 5－13）。

表 5－13　多次胰岛素注射治疗患者的血糖监测方案

血糖监测	空　腹	早餐后	午餐前	午餐后	晚餐前	晚餐后	睡　前
未达标	×	×	√	×	√	×	×
已达标	×				×	×	×

注：×需测血糖的时间；√可以省去测血糖的时间。

2. 基础胰岛素治疗的患者的血糖监测方案

在血糖达标前每周监测 3 天空腹血糖，每 2 周复诊 1 次，建议复诊前 1 天加测 5 个时间点血糖谱；在血糖达标后每周监测 3 次血糖：空腹、早餐后和晚餐后，每月复诊 1 次，建议复诊前 1 天加测 5 个时间点血糖谱（表 5－14）。

表 5－14　基础胰岛素治疗患者的血糖监测方案

血糖监测	空　腹	早餐后	午餐前	午餐后	晚餐前	晚餐后	睡　前
未达标							
每周 3 天	×						
复诊前 1 天	×	×		×		×	×
已达标							
每周 3 天	×	×				×	
复诊前 1 天	×	×		×		×	×

注：×需测血糖的时间。

3. 每日2次预混胰岛素治疗患者的血糖监测方案

使用预混胰岛素的患者在血糖达标前每周监测3天空腹血糖和3次晚餐前血糖，每2周复诊1次，建议复诊前1天加测5个点血糖谱；在血糖达标后每周监测3次血糖：空腹、晚餐前和晚餐后，每月复诊1次（表5－15）。

表5－15　每日2次预混胰岛素注射患者的血糖监测方案

血糖监测	空腹	早餐后	午餐前	午餐后	晚餐前	晚餐后	睡前
未达标							
每周3天	×				×		
复诊前1天	×	×		×		×	×
已达标							
每周3天	×				×	×	
复诊前1天	×	×		×		×	×

注：×需测血糖的时间。

二、非胰岛素治疗患者的血糖监测方案

非胰岛素治疗的2型糖尿病患者，应根据治疗方案和血糖控制水平决定血糖监测频率和方案，一般可每周监测3天，特殊情况下可短期强化监测。

1. 短期强化监测方案

适用于有频发的低血糖症状、感染等应激状态、调整治疗方案等情况。监测方案为每周3天，每日监测5～7个时间点血糖，包括餐前、餐后及睡前（表5－16）。在获得充分的血糖数据并采取了相应的治疗措施后，可以减少到交替血糖监测方案（表5－17）。

表5－16　非胰岛素治疗患者的短期强化血糖监测方案

时间	空腹	早餐后	午餐前	午餐后	晚餐前	晚餐后	睡前
周一							
周二							
周三	×	×	√	×	×	×	√
周四	×	×	√	×	×	×	√
周五	×	×	√	×	×	×	√
周六							
周日							

注：×需测血糖的时间；√可以省去测血糖的时间。

治疗篇

表 5-17 非胰岛素治疗患者的交替自我血糖监测方案

时　间	空　腹	早餐后	午餐前	午餐后	晚餐前	晚餐后	睡　前
周一	×	×					
周二			×	×			
周三					×	×	
周四	×	×					
周五			×	×			
周六							
周日	×	×			×	×	

注：×需测血糖的时间。

2. 非胰岛素治疗患者的餐时配对方案

餐时配对方案建议每周 3 天，分别配对监测早餐、午餐和晚餐前后的血糖水平（表 5-18），帮助患者了解饮食和相关治疗措施对血糖水平的影响。

表 5-18 非胰岛素治疗患者的餐时配对血糖监测方案

时　间	空　腹	早餐后	午餐前	午餐后	晚餐前	晚餐后	睡　前
周一	×	×					
周二							
周三			×	×			
周四							
周五							
周六					×	×	
周日							

注：×需测血糖的时间。

参 考 文 献

[1] Warburton DE, Charlesworth S, Ivey A, et al. A systematic review of the evidence for Canada's Physical Activity Guidelines for Adults[J]. Int J Behav Nutr Phys Act, 2010, 7(1): 39.

[2] 张晓研.糖尿病的运动疗法[J].中国临床康复,2006,10(36): 134-136.

第六章　口服降糖药物及胰高血糖素样肽/类似物

口服降糖药物近年来发展迅速，按其作用机制可分为磺酰脲类、格列奈类、双胍类、噻唑烷二酮类、α 糖苷酶抑制剂、二肽基肽酶-4 抑制剂(DPP-4 抑制剂)、胰高血糖素样肽及其类似物等几大类[1]。

第一节　磺 脲 类

一、作用机制

磺脲类药物与胰岛 β 细胞膜上特异性受体——磺酰脲类受体(SUR)结合后，阻断胰岛 β 细胞表面的特异性 ATP 敏感的 K^+ 通道，抑制 K^+ 从细胞内向细胞外流，细胞内 K^+ 使细胞膜除极，激活电压依赖性 Ca^{2+} 通道的开放，细胞外 Ca^{2+} 流入细胞内，当细胞内 Ca^{2+} 积累到一定水平，细胞去极化，致使含有胰岛素的小囊泡释放到细胞外，从而促进胰岛素分泌。

二、种类与用法

磺脲类降糖药其分子内均有磺脲基团，是临床应用最早的口服降糖药，近年来该类药物在种类和剂型上均有所进展，第一代磺脲类降糖药有甲苯磺丁脲、氯磺丙脲，因起作用时间长、易出现低血糖、不良反应大，现临床上较少用。第二代磺脲类按其降糖作用强弱依次为格列本脲、格列吡嗪、格列美脲、格列齐特、格列喹酮。第二代磺脲类比第一代作用强，而且耐受性好，广泛用于临床。其中，格列本脲降糖作用快、作用最强，但易出现低血糖，其代谢产物 50%～55%经肾脏代谢，且仍具有生物活性，肾功能不良者易出现低血糖，因此老年糖尿病患者应慎用；格列吡嗪为短效制剂，经肾代谢，低血糖反应较少；格列齐特除了降糖作用外，还能减少血小板的聚集和降低血黏度；格列喹酮的代谢产物主要自胆汁排泄，仅 5%左右经肾脏排泄，故适用于轻、中度肾功能不全的患者，但肾小球滤过率降至30%左右时应禁用(表6-19)。

表6-19 磺脲类药物简表

中文名	剂量范围(mg/d)	日服次数	相对强度	作用时间(h)		
				开始	最强	持续
甲苯磺丁脲	500～3 000	2～3	1	0.5	4～6	6～12
格列本脲	2.5～20	1～2	150	0.5	2～6	16～24
格列齐特	80～240	1～2	15		5	12～24
格列吡嗪	2.5～30	1～3	100	1	1.5～2	12～24
格列吡嗪控释片	5～30	1				24
格列喹酮	30～180	1～2	<1			8
格列美脲	1～4	1	180			24

三、适应证

磺脲类主要适用于单用饮食治疗和适当运动锻炼仍不能获得良好控制的非肥胖2型糖尿病患者，或服用双胍类药物血糖控制不满意或因胃肠道反应不耐受的2型糖尿病患者，可加用或改用磺脲类降糖药。

四、禁忌证

① 1型糖尿病；② 有严重并发症或β细胞功能很差的2型糖尿病；③ 儿童糖尿病；④ 孕妇、哺乳期妇女；⑤ 大手术围术期；⑥ 全胰腺切除术后；⑦ 对磺脲类过敏或有严重不良反应者。

五、不良反应

① 低血糖反应：最常见，常发生于老年患者(60岁以上)、肝肾功能不全或营养不良者，药物剂量过大、体力活动过度、进食不规则或减少、饮含酒精饮料等为常见诱因；② 体重增加；③ 皮肤过敏反应：皮疹、皮肤瘙痒等；④ 消化系统：上腹不适、食欲减退等，偶见肝功能损害、胆汁淤积性黄疸；⑤ 心血管系统：某些磺脲类可减弱机体对心肌缺血的预处理能力，可能会对心血管系统带来不利的影响，但目前尚无资料证实会增加2型糖尿病患者心血管疾病的发病率和病死率。

六、磺脲类药物失效

糖尿病患者过去未使用过磺脲类降糖药，但在接受足量磺脲类药物治疗1个月后未见明显的降糖效应，称为磺脲类降糖药原发性失效，发生率为20%～30%。糖尿病患者服用磺脲类药物治疗初期能有效控制血糖，经过一定时间后，降血糖作用逐渐减弱，需加大剂量。若每日应用大剂量磺脲类药物后，空腹血糖>11.1 mmol/L，餐后2 h血糖>14 mmol/L，应视为磺脲类降糖药继发性失效，发生率20%～30%。其发生与胰岛β细胞功能下降和外周组织胰岛素抵抗密切相关。此类药物宜联合应用其他类型的抗糖尿病药物或改用胰岛素治疗。

第二节 格列奈类

格列奈类降糖药是20世纪90年代末期应用于临床的非磺脲类促胰岛素分剂，目前应用于临床的药物有瑞格列奈和那格列奈。

一、作用机制

格列奈类与磺脲类药物都是胰岛β细胞细胞膜上SUR结合后，关闭ATP依赖性钾通道，细胞内外静息电位的电压差减小，电压依赖性钙通道开放，钙离子向细胞内流动，使细胞膜去极化，细胞内钙离子浓度增加而引起胰岛素的释放，降低血糖。但不同格列奈类及磺脲类在与SUR结合位点上有差别。

二、药动学

口服格列奈类药物吸收迅速，服药后1 h内血浆药物浓度达峰值，随后迅速下降，半衰期1～1.5 h，主要在肝脏中进行代谢。降糖作用是剂量依赖的，格列奈类药物刺激胰岛β细胞释放胰岛素的作用依赖于一定浓度的血浆葡萄糖水平，这与磺脲类促胰岛素分泌剂有所不同。在环境中缺少葡萄糖的情况下，格列奈类药物对基础胰岛素分泌无刺激作用。代谢产物无降糖活性，较少发生低血糖。由于其作用及代谢时间的原因，极少诱发夜间低血糖。

三、适应证

适应证与磺脲类降糖药相似，较适合于2型糖尿病早期餐后高血糖阶段或以餐后高血糖为主的老年患者。

四、禁忌证

在妊娠期及哺乳期妇女、1 型糖尿病患者、糖尿病酮症酸中毒者、严重肝功能不全者及对本品产生变态反应者禁用。

五、用法

瑞格列奈：初始剂量每次0.5 mg，与每一餐同时服用，不进餐则不服药。HbAlc＞8％时可加量至每次 1～2 mg。瑞格列奈不会加重肾负担，无因肾功能不全引起的药物蓄积，在老年 2 型糖尿病并发轻、中度肾功能不全患者中无需调整剂量。那格列奈，每次 30～60 mg，每日 3 次，可加量至每次 60～120 mg，每日 3 次，餐前即时服用。

六、不良反应

患者服用格列奈类药物后普遍耐受良好，主要不良反应为头痛、头昏、消化道反应、震颤及低血糖，亦可导致暂时性视觉异常和皮肤过敏反应。

第三节　双胍类

本类药物临床应用的有苯乙双胍和二甲双胍两种。苯乙双胍的不良反应明显大于二甲双胍，有效剂量和发生不良反应的剂量接近，常有较明显的消化道症状，甚至可诱发乳酸性酸中毒，在某些欧洲国家已经禁用，在我国也不常用。故常用药物为二甲双胍，本节主要介绍二甲双胍[2]。

一、作用机制

改善胰岛素敏感性，增强胰岛素与外周组织胰岛素受体结合；抑制肝糖原异生，减少肝糖输出；抑制肠道对葡萄糖、氨基酸、脂肪，以及钠和水分的吸收；改善外周组织对葡萄糖的利用；增加糖的无氧酵解。此外，还具有增加纤溶、抑制 PAI－I、改善血脂谱等作用。双胍类对胰岛素分泌并无刺激作用，故不引起高胰岛素血症，单独应用时不会引起低血糖，对正常人无降血糖作用。

二、药动学

二甲双胍口服 2 h 血中浓度达高峰，降糖作用持续 5～6 h，12 h 内 80%以原形经肾脏排出，故肾功能不全者可发生药物蓄积作用，20%经粪便排出，不经肝脏代谢。

三、适应证

双胍类适用于经单纯饮食管理和体育锻炼后不能满意控制的 2 型糖尿病，是治疗此型糖尿病的基础用药。1 型糖尿病患者，加服双胍类药物可减少胰岛素用量。二甲双胍还可用于治疗肥胖的非糖尿病患者群、糖尿病高危人群及多囊卵巢综合征患者，可推迟或防止发生糖尿病。

四、禁忌证

凡 1 型糖尿病患者必须使用胰岛素治疗，不能单独应用双胍类治疗。有酮症、重度感染、创伤、高热、手术、妊娠晚期及分娩期、慢性胃肠病、慢性腹泻、消瘦、营养不良等情况者不宜使用双胍类。肝肾功能不全、心肺功能不全及贫血等体内缺氧性疾病、心肌梗死、失水失血等低血容量性休克、酒精中毒者不宜使用此类药物，以免诱发乳酸性酸中毒。高龄患者、曾有乳酸性酸中毒病史者慎用或禁用。服用后有严重恶心、呕吐、腹痛、腹泻等消化道症状而不能耐受者不宜选用。

五、用法

二甲双胍每日剂量 500～2 500 mg，分 2～3 次口服。本品应餐中或餐后服用可减轻消化道不良反应，缓慢增加剂量也有助于减轻消化道不良反应。

六、不良反应

其常见的不良反应是胃肠道症状，表现为腹泻、厌食、恶心、口中金属味、口干、口苦等，在服药一段时间后部分患者可自行缓解。偶有过敏反应，表现为皮肤红斑、荨麻疹等。双胍类最严重的不良反应是诱发乳酸性酸中毒，但使用二甲双胍者少见。

第四节　噻唑烷二酮类

这类药物是20世纪90年代末期应用于临床的新一类治疗糖尿病的药物，又被称为格列酮类抗糖尿病药物，或过氧化物酶体增殖物活化受体-γ(PPAR-γ)激动剂。目前我国临床上常用的药是罗格列酮和吡格列酮[3]。

一、作用机制

噻唑烷二酮类药物可通过PPAR-γ增加组织对胰岛素的敏感性，提高细胞对葡萄糖的利用而发挥降低血糖的疗效，可明显降低空腹血糖、血胰岛素和C肽水平，对餐后血糖亦有明显的降低作用。就人类而言，PPAR-γ分布在一些胰岛素作用的关键靶组织，如脂肪组织、骨骼肌和肝等，增加脂肪代谢相关的基因表达，增加胰岛素敏感性，影响脂肪细胞、肌细胞及整个机体的糖代谢。现有研究提示，此类药物可显著放大胰岛素的作用，改善胰岛素抵抗。还有研究报道，此类药物具有减少微量白蛋白尿、改善血压控制、增加动脉粥样硬化斑块稳定性、保护胰岛素抵抗动物胰岛β细胞功能的作用，这些作用尚需大规模临床循证医学的进一步验证。噻唑烷二酮类药物治疗2型糖尿病需要患者的胰岛β细胞尚有一定的分泌胰岛素的能力，如胰岛素已严重缺乏则不能达到满意疗效。

二、药动学

罗格列酮的口服生物利用度为99%，血浆达峰时间约1 h，99.8%与血浆蛋白结合，清除半衰期为3～4 h，可被完全代谢。试验显示，口服或静脉给予C^{14}标记的罗格列酮后，64%经尿液排出，23%经粪便排出。进食对本品的吸收总量无明显影响，但达峰时间延迟为2.2 h。临床研究证实罗格列酮的药动学参数不受年龄、种族、吸烟或饮酒的影响。吡格列酮口服后2 h达血浆峰值浓度，99%与血浆蛋白结合，进食不改变本品的吸收率，但达峰时间延迟为3～4 h。经胆汁排泄是吡格列酮的主要清除方式，15%～30%经尿液排出。

三、适应证

主要用于2型糖尿病，尤其适合于伴有明显胰岛素抵抗者。由于噻唑烷二酮类药物抗高血糖作用需要胰岛素的参与，不能降低体内缺乏内源性胰岛素的动物模型的血糖，因此，此类药物适用于治疗能分泌一定量内源性胰岛素的2型糖尿病患者，现也可用于使用胰岛素治疗的糖尿病患者的联合治疗。在饮食控制和运动的基础上，可单独服用此类药物控制血糖。若血糖控制不佳，可与二甲双胍或磺脲类药物联合应用。

四、禁忌证

对本品及其成分过敏者、1型糖尿病患者、酮症酸中毒、严重和三级以上心力衰竭、活动性肝病患者、血清丙氨酸氨基转移酶(ALT)水平超过正常上限2.5倍者、妊娠及哺乳期妇女，均禁用本品。

五、用法

罗格列酮起始剂量为每日4 mg，经12周的治疗后，若血糖控制不理想，可增加至每日8 mg，最大剂量为每日8 mg。可每日1次或分2次(早、晚各1次)于餐前或进餐时服用。吡格列酮开始剂量为每日15～30 mg，必要时可加量为每日45 mg，联合治疗时不宜超过每日30 mg。

六、不良反应

常见的不良反应是水肿和血容量增加，一般发生率在3%左右，还可见头痛、头晕、乏力、恶心、腹泻，贫血、心力衰竭和女性四肢远端骨折。本品可使绝经前无排卵的女性恢复排卵，如不注意避孕则有妊娠的可能，该作用对多囊卵巢综合征有效，但目前尚未列入国家的治疗指南。

第五节　α糖苷酶抑制剂

此类药物主要在肠道起作用，目前在临床上应用的有阿卡波糖、伏格列波糖、米格列醇等。

一、作用机制

通过竞争性地抑制小肠刷状缘的近腔上皮细胞内的葡萄糖苷酶活性，从而延缓糖类的消化过程，以达到延迟双糖、低聚糖、多糖降解为葡萄糖而被吸收，从而达到降低餐后血糖升高的目的，但这种抑制作用是不完全的，而且是可逆性的，因此食物中的糖类向葡萄糖转化仅仅是推迟，而不是完全阻断，不会影响总的糖类吸收量，不影响电解质。长期应用可以降低空腹血糖和 HbA1c。阿卡波糖有减少脂肪生成和加强脂肪酸代谢，降低血脂和血清 TG 水平的作用。伏格列波糖可抑制双糖的水解，但对淀粉酶几乎没有抑制作用，可改善餐后高血糖。

二、药动学

此类药物口服后很少被吸收，避免了吸收所致的不良反应，其原形的生物利用度仅为 1%～2%，口服此类药物 200 mg 后，消除半衰期为 9.6 h，血浆蛋白结合率低，主要在肠道降解或以原形随粪便排泄，8 h 减少 50%，长期服用未见积蓄。

三、适应证

经饮食和运动疗法后仍有餐后高血糖时，阿卡波糖为首选药物，此类药物也可与二甲双胍合用，可降低葡萄糖耐量减低（IGT）患者向 2 型糖尿病的转化率，也可与磺脲类、胰岛素增敏药联用，增强降糖、调脂效果。长期服用可降低 HbA1c 水平和高胰岛素血症。1 型糖尿病患者在胰岛素治疗的基础上，加用此类药物可加速降低餐后高血糖，使血糖能较平稳地控制，也可减少胰岛素的用量。

四、禁忌证

对阿卡波糖或伏格列波糖过敏者禁用；糖尿病昏迷及昏迷前期、酸中毒或酮症患者禁用；严重感染、手术、创伤患者禁用；有明显消化和吸收障碍的慢性胃肠功能紊乱者禁用；患有由于肠胀气而可能恶化的疾病（如 Roemheld 综合征、严重的疝、肠梗阻、肠道术后和肠溃疡）患者禁用；肝、肾功能损害的患者禁用（血肌酐＞180 μmol/L）。

五、用法

阿卡波糖在开始服用时，每日 50 mg，每日 3 次，进餐时与第一口饭食同时嚼服。根据检测的血糖值和患者的胃肠道反应状态而逐渐增加剂量，平均剂量为 100 mg，每日 3 次。伏格列波糖每片含 0.2 mg，一般成年人起始剂量每次 0.2 mg，每日 3 次，必要时剂量可增至每日 0.9 mg。

六、不良反应

此类药物因极少在肠道吸收而不良反应较少，主要有胃肠胀气和肠鸣音，偶有腹泻、腹痛。如果不控制饮食,则胃肠道不良反应可能加重。阿卡波糖不良反应的发生与服用剂量有明显关系。初次服用时可减少剂量,不良反应少。个别病例可能出现诸如红斑、皮疹和荨麻疹等皮肤过敏反应。如果控制饮食后仍有严重不适的症状,应咨询医师以便暂时或长期减小剂量。长期应用无全身性严重不良反应发生。中等剂量的阿卡波糖治疗时,偶有低血糖。长期服用的患者体重稍降低。偶有肝酶升高,停药后可恢复正常。不良反应通常较轻微,耐受性较好,一般不需停药。

第六节　二肽基肽酶-4抑制剂

二肽基肽酶-4(DPP-4)抑制剂是治疗糖尿病的新药。目前其药物安全性、有效性、耐受性得到认可,临床上已广泛用于治疗2型糖尿病。DPP-4抑制剂主要包括西格列汀、维格列汀和沙格列汀等。

一、作用机制

胰高血糖素样肽-1(GLP-1)是由肠道细胞分泌的激素,可以通过刺激胰岛素分泌、抑制胰高血糖素分泌、抑制胃排空和促进胰岛细胞增殖而降低血糖。GLP-1在肠道全天释放,在进餐后水平升高,是参与体内葡萄糖内环境稳态生理学调控的一部分。GLP-1的半衰期短,在体内迅速被DPP-4降解。而DPP-4抑制剂能够抑制体内DPP-4的活性,防止其降解体内的GLP-1,从而增加活性肠促胰岛激素水平,以葡萄糖依赖的方式发挥双重降糖作用:一方面刺激β细胞,增加胰岛素分泌;另一方面抑制α细胞,降低胰高血糖素水平。总之,DPP-4抑制剂通过刺激胰岛素释放、延迟胃排空、增加饱腹感、减少胰高血糖素释放、保护β细胞、调节免疫机制、促进β细胞增殖、抑制β细胞凋亡等机制治疗糖尿病。因其葡萄糖依赖性的作用机制,在葡萄糖浓度较低时不发挥降糖作用,故发生低血糖的风险较磺脲类低[4]。

二、药动学

西格列汀口服生物利用度87%,达峰时间1~4 h,作用可持续24 h。本品极少在肝脏代谢,肾脏排泄率为87%,肾功能损害者需根据肌酐清除率减量使用。维格列汀口服生物利用度为85%,达峰时间为1~2 h,本品的代谢途径较多,越55%经肝脏水解灭活,主要经过肾脏排泄。本品对DPP-4的抑制持续时间呈剂量依赖性[5]。

三、适应证

此类药物可单独或与其他降糖药物合用，适用于经饮食、运动控制不佳的 2 型糖尿病患者，尤其是肥胖、胰岛素抵抗明显者。

四、禁忌证

对此类药物过敏者禁用；1 型糖尿病患者、糖尿病酮症酸中毒者禁用。

五、用法

西格列汀口服每次 100 mg，每日 1 次；维格列汀口服每次 50 mg，每日 1～2 次；沙格列汀口服每次 5 mg，每日 1 次。此类药物可与二甲双胍、磺脲类促泌剂、胰岛素合用。

六、不良反应

临床使用普通耐受性良好，极少患者可引起胃肠道反应，如腹泻、恶心、呕吐、消化不良；引起神经系统反应，如头晕、头痛；引起超敏反应，包括血管性水肿、剥脱性皮肤损害等。

第七节　胰高血糖素样肽-1 及其类似物

胰高血糖素样肽-1(GLP-1)是由肠 L 细胞产生的肠道促胰岛素分泌肽。进餐导致高血糖及营养素的作用促使肠 GLP-1 分泌，此激素刺激胰岛 β 细胞分泌胰岛素，发挥葡萄糖浓度依赖性降血糖的作用。经研究开发出了 GLP-1 类似物。现临床主要用艾塞那肽和利拉鲁肽[6]。

一、作用机制

GLP-1 可促进葡萄糖刺激的胰岛素分泌，并且只有在血糖浓度升高时，才能刺激胰岛素的分泌，低血糖时，无此作用；增加胰岛 β 细胞质量，通过抑制胰岛 β 细胞凋亡，刺激 β 细胞增生与新生，从而改善 β 细胞质量；抑制胰高血糖素分泌，可直接抑制胰高血糖素的分泌，同时还可通过增加胰岛素和生长抑素的量，间接抑制胰高血糖素的分泌；增加胰岛素合成；胰外作用主要为减慢胃排空，抑制食欲，增加饱腹感，起到减轻体重的作用[7]。

二、药动学

利拉鲁肽经皮下注射后吸收缓慢，达峰时间 8～12 h，作用可持续 24 h，生物利用度为 55%。艾塞那肽皮下注射，达峰时间为 2.1 h，降低餐后血糖的作用可持续 5 h。利拉鲁肽主要经过肾小球滤过清除，轻至中度肾功能不全者清除率下降。

三、适应证

利拉鲁肽可单独或与其他降糖药物合用，适用于经饮食、运动控制不佳的 2 型糖尿病患者，尤其是肥胖、胰岛素抵抗明显者。

四、禁忌证

对此类药物过敏者禁用：1 型糖尿病患者、糖尿病酮症酸中毒者禁用。

五、用法

艾塞那肽皮下注射，起始剂量每次 5 μg，1 个月后加量至每次 10 μg，每日 2 次，主餐前给药，给药间隔≥6 h。利拉鲁肽皮下注射，起始剂量每次 0.6 mg，1 周后加量至每次 1.2 mg，推荐剂量每次≤1.8 mg，每日 1 次，每日同一时间注射。

六、不良反应

GLP－1 可引起胃肠道反应，如腹泻、恶心、呕吐、消化不良；引起神经系统反应，如头晕、头痛；引起超敏反应，包括血管性水肿、剥脱性皮肤损害等。此类药物单用不会引起低血糖，但与磺脲类联用时发生低血糖概率增加，需根据情况减少磺脲类药物用量。

参考文献

[1] 王天宝，石汉平，赵刚.实用代谢疾病诊断与治疗[M].广州：广东科技出版社，2012.

[2] 李萌，纪立农.二甲双胍在 2 型糖尿病患者中的安全性[J].中国糖尿病杂志，2014，22(4)：289－292.

［3］ 牛瑞仙，李克，朱桂花.浅谈噻唑烷二酮类胰岛素增敏剂［J］.社区医学杂志，2011，9(22)：58－59.
［4］ 朱路，李华荣. DPP－4 抑制剂对糖尿病的作用：远远超过控制血糖［J］. 新医学，2014，45(2)：79－82.
［5］ 刘琼，何翠英，卫家芬. DPP－4 抑制剂治疗 2 型糖尿病的研究进展及临床应用［J］.实用药物与临床，2015，18(7)：856－859.
［6］ 张苗青，谭树华.艾塞那肽治疗 2 型糖尿病的研究进展［J］.生物技术世界，2015，(11)：160.
［7］ 刘剑，吴明昊，高宇.肠促胰素分泌肽分子机制的研究进展［J］. 世界华人消化杂志，2015，23(16)：2582－2587.

第七章 胰岛素治疗

第一节 常用的胰岛素分类及其作用特点

一、根据来源

1. 动物胰岛素

经动物胰腺提取出来的胰岛素。主要来源于牛和猪的胰脏。其特点是价格便宜,但是纯度不够高,长期使用可能导致胰岛素抵抗、过敏反应和注射部位脂肪萎缩等不良反应。

2. 人胰岛素

人胰岛素是指采用不同制备工艺获得的与人胰岛素氨基酸序列完全相同的胰岛素。人胰岛素起源于1963年,从人的尸体胰腺中进行人胰岛素的提取。1974年出现了化学合成的人胰岛素。1981年轻微生物发酵,生物合成人胰岛素出现。人胰岛素纯度高,杂质少,不良反应明显减少。

3. 胰岛素类似物

胰岛素类似物是通过重组DNA技术,对人胰岛素的氨基酸序列进行修饰而成的一类新型物质,它们具有不同的药动学特征,能更好地满足临床需要。

二、根据起效快慢和维持时间

(一) 胰岛素(包括动物和人)

1. 短效胰岛素[1]

短效胰岛素(RI),又称R胰岛素,可溶性胰岛素或正规胰岛素。皮下注射后作用快,但持续时间短,是唯一可经静脉注射的胰岛素。

2. 中效胰岛素

主要有低精蛋白锌胰岛素和鱼精蛋白胰岛素。2 h起效,持续10～18 h。

3. 长效胰岛素

主要有精蛋白锌胰岛素注射液和特慢胰岛素锌混悬液。3 h起效,持续20～30 h。

4. 预混胰岛素[2]

特点：2～8 h 达峰，可维持 24 h。

优点：由于东方人的饮食结构以碳水化合物为主，餐后血糖比空腹血糖升高更显著，而预混胰岛素是由短效和中效按一定比例混合而成，可以提供餐时胰岛素和基础胰岛素。

缺点：早晚进餐时间要求相对固定，必须在餐前 30 min 皮下注射，以保证胰岛素作用高峰与血糖高峰同步，否则，容易引起血糖波动及低血糖风险。

（二）胰岛素类似物

胰岛素类似物可分为：速效胰岛素类似物（门冬胰岛素、赖脯胰岛素等）；长效胰岛素类似物（地特胰岛素、甘精胰岛素等）及预混胰岛素类似物。与人胰岛素比较：人胰岛素属于六聚体，皮下注射后要解离成单体或二聚体才能吸收，从而延长了其发挥疗效的时间，故应在餐前 30 min 注射，而事实上大部分糖尿病患者在进餐时才注射胰岛素，导致胰岛素作用峰值与餐后血糖峰值不同步，从而在发生餐后血糖峰值过高的同时，也增加了餐后低血糖的风险。而胰岛素类似物作为注射后能快速吸收的胰岛素制剂，可以餐前或餐时注射。

三、常用胰岛素及其作用时间特点

常用胰岛素及其作用时间特点见表 7－20。

表 7－20　常见胰岛素及其作用时间特点

分　类	胰岛素制剂	起效时间(min)	峰值时间(h)	作用持续时间(h)
短效胰岛素	短效胰岛素(RI)	15～60	2～4	5～8
速效胰岛素类似物[3]	门冬胰岛素 赖脯胰岛素 谷赖胰岛素	10～15 10～15 10～15	1～2 1.0～1.5 1～2	4～6 4～5 4～6
中效胰岛素	中效胰岛素(NPH)	150～180	5～7	13～16
长效胰岛素	长效胰岛素(PZI)	180～240	8～10	长达 20
长效胰岛素类似物	地特胰岛素 甘精胰岛素	120～180 180～240	无峰 3～14	长达 30 长达 24
预混胰岛素	HI 30R、HI 70/30 50R	30 30	2～12 2～3	14～24 10～24
预混胰岛素类似物	预混门冬胰岛素 30 预混赖脯胰岛素 25 预混谷赖胰岛素 50 预混门冬胰岛素 50	10～20 15 15	1～4 0.5～1.17 0.5～1.17	14～24 16～24 16～24

注：短效胰岛素起效快、作用时间短，剂量方便调整，既可皮下注射又可静脉滴注或注射，主要用于补充餐时胰岛素或糖尿病急性并发症的治疗；中、长效胰岛素起效慢，药效持久，只能皮下注射，不可静脉注射或静脉滴注，不可用于急救。通常与口服降糖药（或短效胰岛素）联合，用于补充基础胰岛素；预混胰岛素可同时提供基础及餐时胰岛素，主要用于餐后血糖升高为主，且尚存部分胰岛功能的 2 型糖尿病患者（参照 2013 版《中国 2 型糖尿病指南》中的附录）。

第二节　胰岛素应用指征

胰岛素的应用指标如下：

(1) 1 型糖尿病。

(2) 各种严重的糖尿病急性或慢性并发症。

(3) 手术、妊娠和分娩。

(4) 新发病且与 1 型糖尿病鉴别困难的消瘦糖尿病患者。

(5) 初次诊断的 2 型糠尿病伴有明显高血糖；或在糖尿病病程中无明显诱因出现体重显著下降者。

(6) 2 型糖尿病 β 细胞功能明显减退者。

(7) 某些特殊类型糖尿病。

第三节　常用胰岛素治疗方案

胰岛素治疗方案一般分为补充治疗和替代治疗两种。

一、胰岛素的补充治疗

胰岛素的补充治疗主要指在饮食运动治疗和口服降糖药治疗的基础上联合应用胰岛素。目前较常选用的是基础胰岛素，包括中效胰岛素和长效胰岛素类似物。这种方法以基础胰岛素控制空腹血糖，进而可改善白天口服降糖药的降糖效果，从而改善全天的血糖。此法操作简单、快捷，患者较容易接受。

具体方法：继续口服降糖药治疗，联合睡前中效人胰岛素或长效胰岛素类似物注射。起始治疗时根据患者空腹血糖水平调整胰岛素用量，通常每 3～5 天调整 1 次，根据血糖水平每次调整 1～4 U，直至空腹血糖达标。同时也应注意如餐前、餐后及睡前血糖等任意时间点出现低血糖，需及时减少胰岛素用量。如 3 个月后空腹血糖控制理想但 HbA1c 不达标，应考虑调整胰岛素治疗方案。

二、胰岛素的替代治疗

胰岛素的替代治疗是指以胰岛素治疗为主且需要的胰岛素剂量已经接近人体生理

剂量。此疗法适用于1型糖尿病内生胰岛功能绝对缺乏患者，以及2型糖尿病胰岛素补充治疗中的胰岛素剂量已经接近于生理剂量者。具体方案有以下几种：

1. 每日2次注射

早餐和晚餐前2次预混胰岛素注射。

适应证：尚存部分内生胰岛功能的1型糖尿病和多数2型糖尿病患者。

具体方法：

1）起始量为0.2～0.4 U/(kg·d)。

2）若使用预混胰岛素30R或50R，早餐前剂量分配可略多(如占全日剂量的2/3)，晚餐前剂量可略少(如占全日剂量的1/3)；若使用预混胰岛素类似物，可按1∶1的比例分配到早餐前和晚餐前，根据个体化需要进行调整。

3）根据早、中餐后及晚餐前血糖调整早餐前胰岛素；根据晚餐后和空腹血糖调整晚餐前胰岛素用量。每3～5天调整1次，根据血糖水平每次调整的剂量为1～4 U，直到血糖达标。该方案原则上不与胰岛素促泌剂联合使用。

优点：这种方案操作简单，午餐前不需注射，患者依从性好。预混胰岛素中的短效成分可控制早餐及晚餐餐后血糖，而其中的中效成分可控制午餐后及空腹血糖。

缺点：由于每日仅在早、晚餐前注射预混胰岛素，当早餐后或晚餐后2h PG控制达标时，极易造成午餐前及睡前低血糖；午餐前不注射胰岛素，仅用早餐前预混胰岛素中的中效胰岛素控制午餐后血糖，很难把午餐后的血糖控制满意。因此午餐前可加用α-葡萄糖苷酶抑制剂或双胍类药物以弥补缺陷。

2. 每日3次注射

早餐及午餐前分别注射短效胰岛素或超短效胰岛素类似物，晚餐前注射预混胰岛素。

缺点：晚餐前预混胰岛素剂量过大会引起夜间低血糖，而剂量过小会引起空腹血糖控制不佳。

3. 每日4次注射

三餐前分别注射短效胰岛素或超短效胰岛素类似物，睡前注射中长效胰岛素。

适应证：适用于大多数1型糖尿病和需要胰岛素强化治疗的2型糖尿病患者。

具体方法：

1）基础胰岛素起始剂量为0.2 U/(kg·d)，餐时胰岛素起始剂量亦为0.2 U/(kg·d)，依据具体血糖情况分配胰岛素用量至三餐。

2）起始治疗时血糖监测方案需每周至少3天，每日3～4点血糖监测。根据睡前和三餐前血糖水平分别调整睡前和三餐前的胰岛素用量，每3～5天调整1次，根据血糖水平每次调整的剂量为1～4 U，直到血糖达标。

优点：这种方法能更好地模拟生理胰岛素分泌模式，餐前胰岛素用于控制三餐后血糖，睡前基础胰岛素用于补充基础分泌，此方案易于调整每次的胰岛素剂量，从而获得更好的血糖控制，是目前临床上胰岛素强化治疗最常用的方案之一。

缺点：因注射次数较多，患者依从性稍差。

4. 胰岛素泵治疗

胰岛素泵被称为持续皮下注射系统(CSII)。放置短(超短)效胰岛素的容器通过导管分别与针头和泵连接，针头置于腹部皮下组织，用可调程序的微型电子计算机控制胰岛素输注，模拟胰岛素的持续基础分泌(通常为每小时 0.5～2 U)和进餐时的脉冲式释放，胰岛素剂量和脉冲式注射时间均可通过计算机程序的调整来控制。使用时需注意定期更换注射部位以避免感染及针头堵塞。严格的无菌技术、密切的自我监测血糖、正确与及时的程序调整是保持良好血糖控制的必备条件。

胰岛素泵治疗的初始剂量设定，一般是在皮下注射的基础上，把血糖控制相对满意的全日胰岛素剂量的 80%作为胰岛素泵治疗的初始剂量，从未使用过胰岛素的患者可按 0.4～0.8 U/(kg・d)计算，如原来使用口服药的患者，建议按 0.4 U/(kg・d)计算。计算出总量后，取 40%作为基础量，按 1 段法、3 段法、6 段法等设置于泵中，进行持续低速皮下注射，控制空腹、餐前血糖水平。其余 60%的胰岛素分配至三餐前大剂量的胰岛素注射，模拟人体在进餐刺激后的胰岛素分泌以控制餐后血糖。

第四节　胰岛素方案的调整

一、胰岛素剂量调整

1. 根据血糖调整

根据全天血糖反馈值(包括空腹、三餐前及三餐后 2 h、睡前、凌晨 3 点)，每 3～5 天调整每次胰岛素剂量，直至血糖达标(表 7－21)。

表 7－21　血糖与胰岛素对应的关系[4]

血　糖	胰　岛　素
早餐后	早餐前短效胰岛素
午餐后	午餐前短效胰岛素或早餐前的中效胰岛素及预混胰岛素
晚餐后	晚餐前短效
午夜及清晨空腹	晚餐或睡前的中、长效胰岛素

注：临床上常根据空腹血糖调整基础胰岛素(中效或长效胰岛素)，根据餐后 2h PG 调节餐前胰岛素(短效胰岛素)；同时还要结合饮食、运动情况，有时为了避免低血糖的发生，还需要将餐前血糖纳入调整胰岛素的参考。

(1) 空腹血糖　早晨血糖＞7 mmol/L，排除夜间低血糖引起的 Somogyi 现象后，血糖每升高 1 mmol/L，晚餐前或睡前胰岛素增加 1 U，空腹 5～7 mmol/L 时不增不减；空腹 3～5 mmol/L 时，晚餐或睡前减 2～4 U 胰岛素。

(2) 餐后血糖　2h PG＞10 mmol/L 后，血糖增加 2 mmol/L，餐前胰岛素增加 1 U，单次不要超过 6 U，也可联合口服降糖药(如阿卡波糖、二甲双胍)，注意餐后适当运动或少食多餐。

2. 根据 4 次尿糖定性调整

此方法只适用于无条件测血糖且肾糖阈正常的患者，根据前 3～4 天的 4 次尿糖定性进行调整：早餐前胰岛素用量根据午餐前尿糖；午餐前胰岛素用量根据晚餐前尿糖；晚餐前胰岛素依据睡前或次日晨尿(包括当天晨尿)。

1 型糖尿病患者血糖接近满意时对胰岛素较敏感，应更加慎重；尿糖阴性或血糖偏低时及时减量；餐前活动量增加胰岛素减 1～2 U 或加餐；加餐前活动量减少胰岛素加 1～2 U，一天胰岛素的变化量最好不超过 8 U(或 20%胰岛素)。

二、其他调整

1. 胰岛素品种的调整

从普通胰岛素改为高纯度胰岛素、从猪胰岛素改为人胰岛素、从国产胰岛素改为进口胰岛素时，可能需要适当减少剂量。

2. 注射部位轮流调整

对于多数人来说，前臂及腹壁比臀部及股前吸收快；有硬结或脂肪萎缩处不易吸收胰岛素，应避免使用。

3. 注射时间的调整

短效胰岛素一般餐前 15～30 min 注射；中效胰岛素如单独使用，餐前 30～60 min 注射；对于有黎明现象的患者，早餐胰岛素注射应早，最好不晚于 6:30。

糖尿病患者的血糖控制需要糖尿病患者的配合，因此在患者住院期间应让患者学到“五会”：学会糖尿病的基本知识、学会合理饮食、学会监测血糖、学会自己注射胰岛素、学会简单的调整胰岛素剂量。

三、几种特殊情况下胰岛素用量调整

1. 青春期

第二性征出现是进入青春期的标志。进入青春期后体内性激素、生长激素等胰岛素拮抗激素分泌增加，血糖水平较青春期前明显升高且波动较大，胰岛素也需要适当增加。为了适应青春期这种改变，往往需要加强对患者的血糖监测。且青春期“黎明现象”更为明显，注意对清晨血糖的监测。青春期过后，胰岛素考虑减量。

2. 妊娠期

妊娠早期，有呕吐和进食量少考虑胰岛素减量；妊娠中晚期胎盘分泌大量具有胰岛素拮抗作用的激素，致胰岛素用量增加；分娩后这些拮抗胰岛素的激素减少，胰岛素也应适当减量。

3. 行经期

许多女性月经期血糖升高，经期后血糖正常，可能与经期体内性激素水平有关，故经期可考虑适当加量。

4. 肥胖与消瘦患者

若患者已经按标准体重和活动量计算热量，制定食谱进餐，但血糖仍高，调节的原则：消瘦者增加胰岛素；肥胖者不增加胰岛素，减少饮食，增加运动量，考虑加用双胍类口服药。

5. 发热、呕吐腹泻

体温＞38℃，胰岛素用量可考虑在原胰岛素剂量上增加 20%，此外，机体在创伤、手术、感染等应激状态，也应考虑适当增加胰岛素剂量。另外，当急性胃肠炎出现呕吐、腹泻、不思饮食时要酌情减量。

第五节　胰岛素治疗的不良反应

一、代谢并发症

胰岛素治疗的主要代谢并发症为低血糖，尤其是在强化治疗中，低血糖的发生频率为常规治疗的 3 倍以上。发生的原因：胰岛素剂量过大，延迟进餐，饮食减少或体力活动增加，注射部位变化，注射部位运动等。低血糖的危害主要有反跳性高血糖及儿茶酚胺分泌过多后的心血管系统的发生。长期反复低血糖会引起脑部损害，尤其在老年糖尿病患者治疗中低血糖的危害可能比高血糖引起慢性并发症的危害更大。

二、体重增加

体重增加是胰岛素治疗中难以避免的问题。发生的原因：血糖控制后能量丢失的减少及胰岛素的促合成作用。在血糖控制平稳后，大幅度地减少尿糖的丢失，能量得以贮存，体重增加会较明显。同时如果餐后血糖达标，为避免下餐前低血糖，患者常需加餐，可能也会造成总体摄取增多，也是体重逐渐增加的原因之一。应对的方法：胰岛素总剂量应在血糖控制良好的前提下尽可能控制在合理范围内；控制总热量的摄入，增加适当运动以协助降糖而减少胰岛素总剂量；有胰岛素抵抗的患者应尽可能保留二甲双胍联合降糖。

三、胰岛素水肿

较大剂量的胰岛素使用可引起外周组织的水肿。常发生在最初胰岛素的治疗后，特别是以往代谢控制较差，或在酮症酸中毒纠正后。发生机制可能与高血糖的渗透性利尿和脱水得到纠正、钠盐和水平衡发生急剧改变有关，同时胰岛素可促进肾小管钠的重吸收增加。

四、胰岛素过敏

这种过敏反应较少见，过敏原因可能与胰岛素制剂中的污染物（如胰腺多肽）、中长效胰岛素作用的延迟剂及胰岛素本身有关。胰岛素过敏反应一般在注射后 3～48 h 后出现，以在注射部位出现皮疹、红斑等皮肤改变为主要表现，过敏性休克非常少见。临床上一旦考虑胰岛素过敏，建议首先立即停用胰岛素，暂时先以口服降糖药维持血糖，同时使用抗过敏药。目前专家推荐的胰岛素过敏的处理对策[5,6]：

1）脱敏治疗。

2）换成其他糖尿病治疗药（利拉鲁肽/艾塞那肽联合其他口服降糖药）。

3）胰岛素＋抗组胺药。

4）胰岛素＋糖皮质激素。

5）动物胰岛素改人胰岛素。

6）胰岛移植（有数据显示，移植 1 次后 40％的患者可以撤药，40％患者药物减量，20％患者无效，而多次移植可以提高有效率）。

五、胰岛素注射引起的局部反应

胰岛素注射引起的局部反应包括注射部位的皮下组织萎缩、脂肪萎缩及脂肪肥大等。脂肪或皮下组织萎缩的发生机制主要与免疫复合物在局部沉淀有关，更换纯度更高的胰岛素一般能够改善此症状。而由于人胰岛素的广泛使用，脂肪萎缩目前已很罕见。脂肪肥大与免疫反应无关，主要与胰岛素注射部位的局部营养作用有关。发生原因可能与固定部位多次注射引起，注意定期更换注射部位可减少脂肪肥大的产生。此外，注射部位感染与注射前消毒不佳、注射针头更换不及时或局部抵抗能力差有关，也应注意预防。

第六节　我国目前胰岛素使用的现状

糖尿病目前是个高患病率的慢性疾病，严重危害人类健康，流行病学研究显示2010年全球成年患者约2.85亿(6.4%)，2030年将达到4.39亿(7.7%)。其中我国20岁以上的糖尿病患者为9240万(9.7%)[7]，已成为全球糖尿病患者最多的国家，其中2型糖尿病者占绝大多数，进一步研究发现，我国2型糖尿病患者的胰岛细胞功能仅剩50%，并且随着病程的延长，胰岛功能将进一步下降。这种临床特点使得糖尿病患者需要早期的胰岛素干预，而且这种早期的干预能更好地保护胰岛素β细胞的功能，使糖尿病的病情得到缓解。

此外，相对于口服降糖药固定使用次数及最大剂量，胰岛素没有明确的剂量和次数限制，这使得胰岛素较其他降糖药的作用更强大。

2013年美国临床内分泌医师协会(AACE)建议将HbA1c>7.5%就可考虑起始基础胰岛素治疗；而HbA1c>9%可行胰岛素强化治疗；口服药物应用3个月不达标(HbA1c<6.5%)可加用胰岛素治疗。

目前我国2型糖尿病胰岛素治疗患者的HbA1c的达标率(<7%)仅为27.4%；而口服药物治疗患者的达标率为35.1%，并且随着治疗药物种类的增加，平均HbA1c呈现上升趋势，达标率呈现下降趋势(单药、双种药、三种药及四种药达标率分别40.6%、33.7%、27.1%、24.5%)。分析发现，我国胰岛素治疗的患者明显比口服药治疗的患者病程更长，胰岛功能更差，且有84.6%的患者是因为口服降糖药疗效不佳而改用胰岛素治疗的，而此时其HbA1c平均值为9.6%，明显高于指南的7.0%的要求[8]。

以上各种数据提示，我国临床工作中启动胰岛素治疗过晚，往往是糖尿病患者胰岛功能接近衰竭后才开始胰岛素治疗，这样使糖尿病患者长期处于高血糖状态下，会进一步加重胰岛细胞功能衰竭和糖尿病并发症的发展。

参考文献

[1] 母义明，朱大龙，李焱，等.速效胰岛素类似物临床应用专家指导意见[J].药品评价，2016，13(21)：13-17，53.

[2] 中华医学会内分泌学分会.预混胰岛素临床应用专家共识(2016年版)[J].药品评价，2016，13(9)：5-11.

[3] Freeman JS. Insulin analog therapy: improving the match with physiologic insulin secretion[J]. J Am Osteopath Assoc, 2009, 109(1): 26-36.

[4] 中国医师协会内分泌代谢科医师分会，中华医学会内分泌学分会，中华医学会糖尿病学分会.中国胰岛素泵治疗指南(2014版)[C].重庆：中华医学会第十三次全国内分泌学学术会议.2014.

[5] 李乃适.胰岛素过敏的诊断与处理对策[J].中华临床免疫和变态反应杂志，2012，6(3)：163-167.

[6] 李杏翠,陈晶,陈景维,等.胰岛素的不良反应及应对措施[J].中国药学杂志,2012,47(18):1518-1520.
[7] Yang W, Lu J, Weng J, et al. Prevalence of diabetes among men and women in China[J]. N Engl J Med, 2010, 362(12): 1090-1101.
[8] 纪立农,冯波,苏青,等.使用口服降糖药血糖控制欠佳的中国2型糖尿病患者起始胰岛素治疗现状[J].中国糖尿病杂志,2011,19(10):746-751.

第八章　糖尿病患者围手术期的血糖管理

围手术期应激可引起糖尿病及非糖尿病患者血糖水平升高；同时禁食、肠道准备及不恰当的降糖治疗也可能导致低血糖的发生。大量研究表明，围手术期血糖异常（高血糖、低血糖、血糖波动）可增加手术患者的死亡风险及并发症的发生率，延长住院时间，影响远期预后。合理的围手术期血糖管理可使手术患者获益。

一、术前评估及术前准备

1）既往有糖尿病的患者应明确糖尿病类型、病程、目前的治疗方案、血糖控制情况（包括低血糖发生情况）、有无并发症及并发症的轻重。

HbAlc是反映长期（前3个月）血糖控制情况的指标，其≤7.0%提示血糖控制较满意。除此之外，患者入院后的空腹、三餐后、睡前血糖也应常规监测。注意贫血、输血对HbAlc造成的干扰。

2）对于既往无糖尿病病史，如年龄≥45岁、BMI≥25 kg/m^2；同时有高血压、高血脂、心血管疾病、巨大儿妊娠史、糖尿病家族史等高危因素患者，行心脏外科、神经外科、骨科、器官移植、创伤等高危手术前，推荐常规筛查糖化血红蛋白及血糖。

3）筛查引起围手术期血糖波动的原因。使用激素、收缩血管药、免疫抑制剂可引起高血糖；而恶性肿瘤、心力衰竭、肝肾功能不全、严重感染的患者患低血糖风险增加；术前血糖波动大，进行强化胰岛素治疗的患者更易发生低血糖。

二、术前准备

1）手术当日口服降糖药的患者改用胰岛素控制血糖：磺脲类和格列奈类可引起低血糖，术前最好停用24 h；肾功能不全、使用静脉造影剂的患者术前停用二甲双胍24～48 h[1]；无需禁食禁水、时间短、行局部麻醉的小手术可保留口服降糖药物。

2）入院前已使用胰岛素治疗的患者，推荐将手术安排在第一台，停用餐前短效胰岛素，继续使用长效或中效胰岛素；使用胰岛素泵的患者，须由专业人员调节（保留胰岛素泵的基础用量）；避免过长时间的禁食，减少对常规血糖控制方案的干扰（表8－22）。

表 8-22　术前使用胰岛素降糖的剂量调整

剂　型	给药频率	术前 1 天	手　术　日
长效胰岛素	q.d.	不变	早晨常规剂量 50%～100%
中效胰岛素	b.i.d.	不变	早晨常规剂量 50%～75%
预混(短/中)	b.i.d.	不变	更换为中效胰岛素，与早晨中效成分剂量 50%～75%
短效或速效	t.i.d.	不变	停用
胰岛素泵		不变	泵速调整为睡眠基础速率

注：q.d.=1 天 1 次；b.i.d.=1 天 2 次；t.i.d.=1 天 3 次。

3) 以下情况考虑手术当日彻底停用胰岛素原有方案，监测血糖水平，必要时考虑持续静脉输注胰岛素：① 手术时间长，术后无法进食的大手术；② 术前完全依赖皮下短效胰岛素治疗；③ 医院缺乏管理皮下胰岛素泵的专业人员；④ 术前已长时间禁食或行肠道准备的患者。

三、手术时机

1) 出现糖尿病急性并发症(糖尿病酮症酸中毒、高渗高血糖综合征)的患者建议推迟手术。如手术有利于减轻或缓解危重病情时，无须在术前严格设定血糖控制目标，应尽快做术前准备。

2) 长期血糖控制较好，应激性高血糖患者可行择期手术；血糖长期控制较差，应根据潜在风险大小(伤口愈合不良、伤口感染)、并发症情况综合评估；以术前空腹血糖≤10 mmol/L，随机或餐后血糖≤12 mmol/L 为宜[2]。

四、围手术期血糖监测

1. 监测方法

病情稳定的患者推荐床边快速血糖仪测量指血(毛细血管血)。严重低血糖时，该测量方法可能导致结果偏高；组织低灌注(低血压)、贫血、高脂血症、高胆红素血症、高尿酸等情况下指血血糖准确性下降，推荐用动脉或静脉血气分析作为围手术期监测血糖的金标准(生理情况下，动脉比毛细血管高 0.3 mmol/L)。

2. 监测频率

① 正常饮食：空腹+三餐后+睡前；② 禁食者：4～6 h 一次；③ 术中：1～2 h 一次；④ 危重、大手术或胰岛素静脉滴注的患者：30～60 min 一次；⑤ 体外循环手术、心脏停搏、降温复温期间血糖波动较大，15 min 一次，血糖≤3.9 mmol/L，5～10 min 一次；⑥ 术后静脉注射胰岛素患者至少 1 h 一次；⑦ 门诊手术，手术时间在 2 h 以内者，入院后、出院前各测一次。

五、围手术期血糖控制目标[3]

常规血糖控制：正常饮食餐前≤7.8 mmol/L，餐后≤10 mmol/L；禁食期间10 mmol/L左右；术中术后7.8～12 mmol/L；在麻醉后监测治疗是麻醉后护理病房(PACU)过渡期间血糖达4.0～12 mmol/L即可转回病房。以下几种特殊情况血糖控制目标：① 术后ICU治疗≥3天，血糖推荐目标值8.4 mmol/L；② 整形手术对伤口愈合要求高，血糖控制在6.0～8.0 mmol/L；③ 器官移植可能出现糖耐量减退；④ 脑血管疾病对低血糖耐受差，血糖≤12 mmol/L。

血糖长期升高者围手术期不宜下降太快，与高血糖者相比，血糖波动者围手术期死亡风险更高，应围绕术前基础水平，建立个体化目标。

六、血糖控制方案

1）无糖尿病患者往往在围手术期出现应激性高血糖，应选择单次或间断皮下注射胰岛素，如血糖仍然持续升高，可考虑持续输注胰岛素。

2）糖尿病患者围手术期需要注射糖液者，建议葡萄糖：胰岛素＝4 g∶1 U。血糖＞10 mmol/L开始使用胰岛素，推荐持续静脉注射胰岛素，有利于减少血糖波动。

参考方案见表8-23。

表8-23 围手术期胰岛素剂量推荐方案

初始血糖(mg/dL)	负荷静脉推注量(U)	持续静脉滴注(U/h)	血糖不降或升高	2h PG下降＞50%
181～220	2～4	1.5～3	泵速增加25%～50%	泵速减少50%
221～300	4～6	2～4	泵速增加25%～50%	泵速减少50%
＞300	6～8	3～5	泵速增加50%～100%	泵速减少50%

注：皮下注射胰岛素适用于病情稳定的非重症患者，避免短期内反复给药造成降糖效率叠加。门诊小手术推荐用速效胰岛素；具体胰岛素使用剂量应根据患者血糖水平、基础胰岛素用量、手术应激大小确定。围手术期胰岛素使用以个体化用药、小量微调、密切观察、避免低血糖为原则。

七、低血糖

血糖≤2.8 mmol/L者将出现认知功能障碍；脑损伤的患者难以耐受5.6 mmol/L以下的血糖；长时间≤2.2 mmol/L的严重低血糖可导致脑死亡；长期未得到有效血糖控制的糖尿病患者可能在正常血糖水平发生低血糖。

处理：静脉滴注胰岛素患者血糖≤5.6 mmol/L应重新评估症状，调整用药；血糖≤3.9 mmol/L时立即停用胰岛素，准备升糖(口服10～25 g快速吸收的碳水化合物；不能口服者予以50%葡萄糖20～50 mL静脉推注；没有静脉通路者以1 mg胰高血糖素肌内注射。之后予5%或10%葡萄糖持续静脉滴注，每次5～15 min，并监测血糖，直至血糖≥5.6 mmol/L)。

八、术后血糖管理

1）术后持续静脉滴注胰岛素者建议继续使用到术后24 h以上，机械通气或使用血管活性药物的ICU患者易出现血糖波动，应继续静脉注射胰岛素。

2）病情稳定的患者可考虑过渡到皮下用药(停止静脉滴注胰岛素前1～2 h加用皮下短效胰岛素或2～3 h前加用中、长效胰岛素)。正常进食者可用餐时胰岛素联合基础胰岛素。

九、出院前准备

1）入院前使用胰岛素者应在出院前1～2天恢复原有方案。

2）口服药物降糖者：饮食正常规律、器官功能稳定后恢复口服降糖方案(二甲双胍在肾功能稳定后使用，并且不早于术后48 h)。

3）对于新诊断的糖尿病患者或调整降糖方案的患者，应进行出院前宣教，安排到内分泌科随诊。

4）门诊手术后监测直至排除低血糖风险后方可离院，离院途中随身携带好糖饮料等，防止低血糖。

参考文献

[1] Sebranek JJ, Lugli AK, Coursin DB. Glycaemic control in the perioperative period[J]. Br J Anaesth, 2013, 111 Suppl 1: 118-134.

[2] Vann MA. Management of diabetes medications for patients undergoing ambulatory surgery[J]. Anesthesiol Clin, 2014, 32(2): 329-339.

[3] 张剑书，许燕玲.创伤骨科血糖异常患者围手术禁食期血糖监测方案的构建[J].中华现代护理杂志，2017，23(1)：66-70.

第九章　2 型糖尿病的手术治疗

移植胰腺或移植胰岛以恢复体内生理性胰岛素分泌及血糖调控机制似乎是糖尿病最理想的治疗方法，早在 20 世纪人类就开始探索手术疗法治疗糖尿病，部分患者临床移植成功，但其远期疗效尚不满意，还存在一些困难与问题，有待进一步深入研究。2 型糖尿病的手术治疗主要有胰腺移植和胰岛移植。本章重点讲述 2 型糖尿病的减重手术治疗[1]。

肥胖是 2 型糖尿病的常见伴发症。肥胖与 2 型糖尿病发病，以及心血管病变发生的风险增加显著相关。尽管肥胖伴 2 型糖尿病的非手术减重疗法如控制饮食、运动、药物治疗能在短期内改善血糖和其他代谢指标，但在有些患者中，这些措施对长期减重及维持血糖良好控制的效果并不理想。此外，有些降糖药物（如磺脲类、格列奈类、噻唑烷二酮类和胰岛素）会增加体重。临床证据显示，减重手术治疗可明显改善肥胖伴 2 型糖尿病患者的血糖控制，甚至可使一些患者的糖尿病症状“缓解”。此外，非糖尿病肥胖患者在接受手术治疗后发生糖尿病的风险也显著下降。2009 年美国糖尿病协会（ADA）在2 型糖尿病治疗指南中正式将减重手术列为治疗肥胖伴 2 型糖尿病的措施之一。2011 年，国际糖尿病联盟（IDF）也发表立场声明，正式承认减重手术可作为治疗伴有肥胖的 2 型糖尿病的方法。2011 年，中华医学会糖尿病分会（CDS）和中华医学会外科学分会也就减重手术治疗 2 型糖尿病达成共识，认可减重手术是治疗伴有肥胖的 2 型糖尿病的手段之一，并鼓励内外科合作共同管理实施减重手术的 2 型糖尿病患者。

一、减重手术的适应证[2]

年龄在 18～60 岁，一般状况较好，手术风险较低，经生活方式干预和各种药物治疗难以控制的 2 型糖尿病或伴发疾病（HbA1c>7.0%）并符合以下条件的 2 型糖尿病患者，可考虑减重手术治疗。

（1）可选适应证　BMI≥32 kg/m^2，有或无合并症的 2 型糖尿病，可行胃肠减重手术。

（2）慎选适应证　BMI 28～32 kg/m^2 且有 2 型糖尿病，尤其存在其他心血管风险因素时，可慎重选择减重手术。

（3）暂不推荐　BMI 25～28 kg/m^2，如果合并 2 型糖尿病，并有向心性肥胖（腰围：男性>90 cm，女性>85 cm)，且至少有额外的下述2条代谢综合征组分：高甘油三酯、低HDL-C、高血压。手术应在患者知情同意的情况下，严格按研究方案进行。手术的性质应被视为纯粹的临床研究，且事先应有医学伦理委员会批准；目前证据不足，暂不推荐为临床常规治疗方法。

二、减重手术的禁忌证

1）滥用药物、酒精成瘾、患有难以控制的精神疾病患者，以及对减重手术的风险、益处、预期后果缺乏理解能力的患者。

2）明确诊断为1型糖尿病的患者。

3）胰岛β细胞功能已明显衰竭的2型糖尿病患者。

4）外科手术禁忌者。

5）BMI<25 kg/m^2。

6）妊娠糖尿病及其他特殊类型的糖尿病。

三、减重手术的疗效判定

术后仅用生活方式治疗可使HbA1c≤6.5%，空腹血糖≤5.6 mmol/L，可视为2型糖尿病已缓解。

四、减重手术方式与选择[3]

通过腹腔镜操作的减肥手术最常用、并发症最少。手术方式主要有如下4种。

（1）腹腔镜袖状胃切除术(laparoscopic sleeve gastrectomy，LSG)　需要切除约80%的胃，留下“袖管”样的长管状胃通道，限制食物摄取，去除胃部抗肠促胰素物质，两年内减重60%～70%，2型糖尿病的缓解率为70%。该手术不改变人体消化道结构，不产生营养物质缺乏，手术操作相对简单，术后并发症较少，并发症及再次手术率是所有减重手术中最低的。目前认为，此手术是中、重度肥胖伴2型糖尿病的首选术式。袖状胃切除术后，还可根据效果转化为2期胃旁路术。

（2）胃旁路术(roux-en-Y gastric bypass，RYGB)　这一手术旷置了远端胃大部、十二指肠和部分空肠，既限制胃容量又减少营养吸收，使肠-胰岛轴功能恢复正常。随访5年，2型糖尿病缓解率83%。操作较为复杂、创伤大、并发症发生率高，术后需要营养物质监测与补充。在中国，胃部疾病尤其是胃癌高危人群较多，胃旁路术后无法行胃镜检查，对残胃癌的诊断不利。故用于2型糖尿病病程相对较长、需要减重更多的患者。

(3) 腹腔镜下可调节胃束带术(laparoscopic adjustable gastric banding, LAGB) 属限制性手术，将环形束带固定于胃体上部，形成近端胃小囊，并将出口直径限制在12 mm，在束带近胃壁侧装有环形水囊，并与置于腹部皮下的注水装置相连。术后通过注水或放水调节出口内径。早期饮食教育至关重要，防止胃小囊扩张。术后2年2型糖尿病缓解率60%。此种术式再手术率和复发率较高，目前应用逐渐减少。

(4) 胆胰旁路术(billiopancreatic diversion, BPD)　虽然减重效果好，2型糖尿病缓解率可达95%，但手术操作极为复杂，并发症和死亡率均较高，容易出现维生素、微量元素等营养物质缺乏，特别是蛋白质的缺乏。术后必须严格监控营养代谢紊乱状况，并予以补充。对于BMI≥50 kg/m^{2}的严重肥胖伴2型糖尿病患者可以考虑选择此种术式。

五、减重手术的风险

手术治疗肥胖伴2型糖尿病亦有一定的短期和长期风险，该治疗方法的长期有效性和安全性，特别是在我国人群中的有效性和安全性尚有待评估。多项Meta分析显示，RYGB术后30天死亡率为0.3%～0.5%，90天死亡率为0.35%。LAGB的死亡率为0.1%。深静脉血栓形成和肺栓塞是手术引起死亡的重要原因。术后并发症还包括出血、吻合口瘘、消化道梗阻、溃疡等。远期并发症包括营养缺乏、胆石症、内疝形成等。尚不清楚代谢好转是否能减少糖尿病的重要大血管和微血管的并发症，因为多达50%的减重手术最初能使糖尿病症状有所缓解，而后报告复发，这种暂时缓解的时间分界点尚不明确。

六、减重手术的管理

减重手术的管理应由内分泌科和外科医师合作完成。

1. 术前筛选及评估

由具有内分泌专业知识的内科医师对内科治疗效果不佳的糖尿病患者进行筛选，并对具有减重手术适应证的患者进行术前评估。术前准备评估六要素如下：

(1) 明确诊断与评估　肥胖病因、体重与BMI、减重病史、肥胖相关合并症、主观减重意愿、排除手术风险大的人群、内分泌实验检测[包括促甲状腺激素(TSH)测定、多囊卵巢综合征(PCOS)患者检查睾酮、皮质醇等]。

(2) 常规实验室检查　糖代谢(空腹血糖、餐后2h PG、HbA1c、C肽)、血脂、肝肾功能、尿常规、血常规、促凝血试验、营养评估(铁、维生素B_{12}、叶酸、维生素D_3等)。

(3) 心肺功能评估　睡眠呼吸暂停监测、肺功能监测、24 h动态心电图和动态血压测定、超声心动图、胸部X线片等。

(4) 消化系统评估　检测幽门螺杆菌、肝胆B超检查有无胆石症、上消化道内镜检查排除肿瘤等。

(5) 神经及精神系统评估　食欲与行为、精神疾患(抑郁症等)。

(6) 术前准备　努力减重，积极控制血糖，戒烟、手术前后怀孕指导(针对育龄女性)、手术方式、并发症、费用知情告知等。

2. 术后管理

1) 限制总热量，采用渐进式的阶段饮食，清流质约 1 周、流质约 1 个月，软质、固体食物。进食速度放慢，每餐进食约半小时；少食多餐，细嚼慢咽，以防止胃出口梗阻、呕吐；循序渐进，达到每日建议的总热量。

2) 术后饮食禁忌。避免食用浓缩的甜食，包括饮料、点心，防止出现倾倒综合征；避免油炸和不易消化的食物；避免在进餐时喝汤和喝水，可在两餐之间或餐后 45 min 再摄入汤水；避免在 3 个月内摄取冰水、咖啡、茶类、酒精等刺激物。

3) 保证蛋白质的摄入，每日至少 60～120 g 蛋白，尤其应摄入优质蛋白，如鱼、鸡、猪、羊、牛等肉类，豆腐、豆花、牛奶(低脂或脱脂)、鸡蛋等。

4) 补足水分，每日饮水 1 500～2 000 mL。

5) 补充维生素 B_1、维生素 D、维生素 B_{12}、纤维素、叶酸、铁剂、钙等。

6) 术后坚持运动，提高减肥疗效，改善健康相关的生活质量。每日至少运动 30 min。

3. 术后随访

术后需要减重手术医师、内科医师及营养师团队对患者进行终身随访。饮食指导是保证手术治疗效果、避免术后远期并发症、改善患者术后各种不适的至关重要的一环，其目的是形成新的饮食习惯来促进并维持体重的改善，同时又能补充必需的营养，避免引起患者不适和减少手术副反应发生的风险。

参考文献

[1] 王天宝，石汉平，赵刚.实用代谢疾病诊断与治疗[M].广州：广东科技出版社，2012.

[2] 颜勇，李旭忠，王时光，等.减重手术治疗伴肥胖 2 型糖尿病作用机制的研究进展[J].医学研究杂志，2016，45(2)：163－166.

[3] 王勇，杨健，孙磊，等.2 型糖尿病手术治疗术前评估及术式选择[J].中国实用外科杂志，2014，34(1)：67－69.

第十章　糖尿病急性并发症的治疗

第一节　糖尿病酮症酸中毒

一、总体原则

加强宣教，提高糖尿病患者、家属对本病的认识，以利于早发现和治疗。严格控制血糖、及时防治感染等诱因，预防酮症酸中毒的发生与发展。在治疗方面，对于轻度的酮症酸中毒患者应鼓励进食、进水、小剂量胰岛素降糖；中、重度酮症酸中毒应充分补液、应用小剂量胰岛素降糖、纠正电解质及酸碱平衡[1]。

二、治疗方法

1. 补液

这是治疗糖尿病酮症酸中毒（diabetic ketoacidosis, DKA）重要的措施，只有在有效血容量恢复后，胰岛素才能发挥生物学效应。对重症酮症酸中毒患者来说，补液更是治疗的关键，不仅利于失水的纠正，而且有助于血糖的下降和酮体的消除。成年酮症酸中毒患者一般失水 3～6 L，原则上前 4 h 应补足水量的 1/3～1/2，以纠正细胞外脱水及高渗问题；以后则主要纠正细胞内脱水并恢复正常的细胞功能和代谢。补液开始用生理盐水，当血糖降至 13.9 mmol/L 左右，可改为葡萄糖联合胰岛素输注。可同时进行胃肠道补液，对于昏迷患者予以胃管补液，开始给予温开水，以后参考血钠、血钾水平，给予电解质液体。但如果有呕吐、明显胃肠胀气及上消化道出血，则不宜胃肠道补液[2]。

2. 小剂量胰岛素

小剂量胰岛素是指按 0.1 U/(h・kg)体重，经静脉、肌内或皮下给予速效胰岛素，成人通常用 4～6 U/h，一般不超过 10 U/h。使血糖以 3.9～6.1 mmol/(L・h)的速度下降。重症患者应酌情静脉滴注首次负荷剂量 10～20 U 胰岛素。治疗的主要目的是消除酮体，小剂量胰岛素疗法即可对酮体生成产生最大抑制，而又不至于引起低血糖及低血钾。

小剂量胰岛素使用过程中应注意：

1) 胰岛素可皮下给药，但严重 DKA 患者末梢循环差，或全身性水肿及病危患者的皮下用药效果不佳，胰岛素可在组织内蓄积，微循环恢复后，容易引起低血糖反应，故常需静脉给药。

2) 血糖＜13.9 mmol/L 时，可按胰岛素(U)∶葡萄糖(g)＝(1∶2～6)给药。

3) 恢复饮食后，停止静脉胰岛素输注后应及时皮下注射胰岛素，否则由于静脉胰岛素代谢清除率高，作用难以持久，如果酮症酸中毒的诱因尚未完全消除，可能导致酮症酸中毒的复发。

治疗过程中应防治低血糖，低血糖的发生直接影响患者的预后，发生原因与未及时调整胰岛素剂量，使血糖下降速度过快；单纯使用末梢血糖监测造成误差有关。因危重患者尤其是有循环衰竭的患者，末梢血糖明显高于静脉血糖，末梢血糖可与静脉血糖相差3.3～4.3 mmol/L，在治疗过程中要密切注意末梢血糖检测与静脉血浆血糖测定的比对。

3. 纠正电解质紊乱

(1) 钾的补充　对本症患者纠正电解质紊乱，主要是补钾，患者总体钾丢失往往较严重，而且胰岛素的使用和血 pH 升高可促使钾进入细胞内，扩容补充血容量能利尿排钾，但都可加重低血钾。血钾低或正常而且有尿者(每小时尿量在 40 mL 以上)可立即补钾；血钾高或无尿者暂缓补钾；前 24 h 内补钾量可达 6～8 g，甚或以上；可辅以口服 10%氯化钾以减少静脉补钾量。

(2) 钠和氯的补充　过多补充氯化钠及氯化钾可造成高氯血症，高氯血症可导致酸中毒不易纠正，影响血红蛋白的 O_2 解离，导致组织缺氧，诱发肾功能损害。治疗过程中为避免高氯血症的发生，可考虑消化道补液[3]。

(3) 磷的补充　前瞻性随机研究表明 DKA 患者补磷治疗无益处，并且过度补磷可导致严重的低钙血症。但是为了避免低磷血症导致的潜在心肌、骨骼肌乏力及呼吸肌抑制，在心功能不全、贫血或存在呼吸肌疲劳及血磷＜1.0 mmol/L 患者，应谨慎缓和补磷，不超过 4.5 mmol/h(1.5 mL/h K_3PO_4)是较为安全的补磷速度。

(4) 镁的补充　充分补钾 2～3 天后，低血钾难以纠正，或血镁＜0.74 mmol/L (1.8 mg/dL)时，如肾功能正常，可考虑补镁。补镁过多、过快可导致呼吸抑制、血压下降、心脏骤停，可给予 10%葡萄糖酸钙对抗其副反应。

4. 纠正酸中毒

DKA 患者补碱治疗存在争议，大部分专家认为补碱治疗不会改变中度 DKA (pH 6.9～7.14)成人患者的治疗结果，只有在重度酸中毒，pH＜7.1 或 HCO_3^-＜5 mmol/L时方需补碱。补碱的原则为宜少且宜慢。常用等渗碳酸氢钠(1.25%)缓慢输入。补碱过多、过快可造成不良后果：补碱过多可使血 pH 明显升高，机体排酸机制的受抑制而加重颅内酸中毒和氧合血红蛋白解离曲线左移造成组织缺氧；可导致脑细胞内外渗透压失衡导致脑水肿；还可促进钾进入细胞而加重低血钾。如果 DKA 患者在治疗前神志不清，经治疗神志恢复，在补碱后又出现神志不清，就要考虑补碱过快过多引起脑水肿的可能。

三、去除诱因及防治并发症

1. 诱因

DKA最常见诱因是感染，应注意抗生素的应用。因DKA可引起低体温和血白细胞升高，故此时不能以有无发热或血常规指标改变来判断，应监测C反应蛋白。积极寻找可能存在的感染灶并及时留取细菌标本行细菌培养及抗生素敏感试验，选择有效抗生素。抗生素选择，应以降阶梯为原则并及时评价抗生素疗效，避免延误病情。如起病并非由感染诱发，但发生昏迷，多合并误吸，可导致吸入性肺炎；卧床导致褥疮；留置导尿合并泌尿系感染，应注意防治。少见的感染如深部脓肿（肝脓肿、肾脓肿或肾周脓肿等），在老年糖尿病患者并不少见，如不能及时发现治疗，可导致酮症难以纠正。

2. 心力衰竭与心律失常

年老合并冠心病的患者，DKA可诱发急性心肌梗死，补液过多可导致心力衰竭，应注意血压、心率、中心静脉压、尿量等情况调整输液量和速度，并酌情使用利尿剂和正性肌力药。血钾过高、过低均可诱发严重的心律失常导致心源性猝死，应监测血钾及心电图。

3. 肾功能衰竭

肾功能衰竭是DKA患者主要的死亡原因，与有无肾脏基础病变、休克程度等密切相关。一旦出现进行性血尿素氮、肌酐水平升高伴少尿，应及时干预治疗[4]。

4. 脑水肿

一旦发生，死亡率极高，应着重于预防、早期发现和治疗。脑水肿发生机制多样，包括脑缺血缺氧，炎症因子的产生，脑血流量增加，细胞膜离子通道中断，细胞内、外液体的快速转移导致渗透压改变。如DKA患者经治疗后，血糖及酸中毒改善，但昏迷反而加重，或虽一度清醒，但烦躁、心率快、血压偏高、肌张力增高，应警惕脑水肿的可能。可给予地塞米松（注意观察血糖，必要时加大胰岛素剂量）、呋塞米等。

5. 其他症状

恶心、呕吐频繁者，充分静脉补液同时，应注意预防吸入性肺炎。此外要预防应激性消化道出血，适当使用抑酸药物。

第二节　糖尿病高渗高血糖综合征

一、总体原则

糖尿病高渗高血糖综合征（hyperosmolar hyperglycemic status, HHS）的总体治

疗原则基本与DKA相同，包括寻找并去除诱因，治疗关键是纠正严重脱水，扩容以稳定血压，纠正高渗状态，改善循环。治疗包括补液，使用胰岛素，纠正酸碱及电解质紊乱。

二、治疗方法

1. 补液

补液是治疗的重点，单纯补液即可使血糖平均每小时下降1.1 mmol/L。补液不仅可降低血糖，而且可降低血渗透液，减轻脑细胞内水肿。补液途径为静脉滴注及口服。昏迷者无禁忌可给予鼻饲补水。等渗液体相对于高渗状态即为“低渗”[6]。

（1）补液性质　目前主张静脉输注等渗液如0.9%氯化钠，优点是大量等渗液不会引起溶血，有利于恢复血容量和防止因血渗透压下降过快导致脑水肿。若有休克或收缩压持续<80 mmHg时，除开始补等渗液外，应间断输血浆或全血。

（2）补液剂量　一般按患者的失水量相当于其体重的10%～15%估计。输液要更为小心，24 h补液量可达6 000～10 000 mL。

（3）补液速度　按先快后慢的原则，无心功能不全的HHS患者，一般前2 h输液1 000～2 000 mL，前4 h输液量占总失水量的1/3，以后渐减慢输液速度，一般第1天可补给估计失水总量的1/2左右，在24～48 h内纠正脱水。老年患者及有冠心病患者可根据中心静脉压补液，不宜过快过多，以免发生肺水肿。

2. 胰岛素治疗

HHS患者对胰岛素十分敏感，大剂量可使血糖明显降低。故严密监测血糖，调节胰岛素的用量而达到个体化治疗对于预后有直接的影响。老年患者往往合并心脑血管基础疾病，低血糖造成的危害远大于暂时的高血糖。在胰岛素治疗期间，当血糖降至16.7 mmol/L时，应加用5%葡萄糖液混合静脉滴注，以避免低血糖危险。急性期康复后，应调整剂量，改为皮下注射，并可逐步改为皮下注射胰岛素。

目前胰岛素泵的使用为控制HHS提供了更加便利的方式，有报道称胰岛素泵联合鼻饲温水补液治疗HHS可以有效降低血浆渗透压并避免低血糖、脑水肿等严重不良反应。

3. 纠正电解质紊乱

HHS患者由于高渗、渗透性利尿，体内K^+随尿丢失严重，可达5～10 mmol/L或400～1 000 mmol，部分患者合并酸中毒，细胞内钾转移至细胞外。此时血钾可正常，甚至偏高。在补液过程中，往往合并低钾血症。如血钾正常，尿量充足，治疗开始即应开始补钾治疗，并加强监测。

4. 对症治疗

1）包括去除诱因，给氧，加强监护。

2）昏迷者应留置导尿管记录出入量，给予适当抗生素预防感染。

3）支持治疗，保护脏器功能。

三、预后

本病的预后不佳，既往死亡率为40%～70%，现国外有经验的治疗中心HHS患者死亡率小于15%。以下因素影响预后：① 年龄越大死亡率越高，统计发现，死亡者多为60岁以上。② 发病前有糖尿病慢性并发症者死亡率高。③ 昏迷时间延长，死亡率越高。由严重感染、心肌梗死、脑血管意外等诱发的高渗性昏迷死亡率更高。④ 就医不及时，发病超过4 h的患者死亡率高。早期诊断是抢救成功的关键因素[5]。

第三节　糖尿病乳酸性酸中毒

糖尿病乳酸酸中毒系不同原因引起血乳酸持续增高和pH降低的异常生化改变所致的临床综合征，后果严重死亡率高。治疗过程中及时、恰当、准确、综合处置是成功的关键[6]。

一、治疗方法

1. 胰岛素治疗

糖尿病乳酸性酸中毒是由胰岛素绝对或相对不足引起，需要用胰岛素治疗。即使是非糖尿病患者，也有人主张胰岛素与葡萄糖合用，以减少糖类的无氧酵解，有利于血乳酸清除，糖与胰岛素比例根据血糖水平而定[7]。

2. 纠正酸中毒

严重者血pH<7.0，HCO_3^-<5.0 mmol/L应及时补充5%碳酸氢钠100～200 mL（5～10 g），用氯化钠注射液稀释为1.25%的浓度。此液可重复使用，直到血pH>7.2，再停止补碱。补碱不宜过多、过快，否则可加重缺氧及颅内酸中毒。

3. 迅速纠正脱水状态

补液扩容可改善组织灌注，纠正休克，利尿排酸。补液量要根据患者的脱水情况、心肺功能等情况来定。目的是维持适当的中心静脉压、平均动脉压和尿量。

4. 给予呼吸机辅助呼吸

机械通气可提高患者血氧饱和度，在一定程度上改善周围组织氧供，减少乳酸的产生，加速乳酸代谢。

5. 补钾

根据酸中毒情况，血糖、血钾的高低，尿量>40 mL/h时酌情补钾。

6. 监测血乳酸水平

当血乳酸>13.35 mmol/L时，病死率几乎达100%。

7. 血液净化

血液净化治疗也是抢救成功的关键，尤其在抢救急危重症中显示出独特的优势[8]。血液净化可以清除血乳酸和严重酸中毒时机体产生的炎症介质。

此外，对症治疗，去除诱因如控制感染、停止使用引起乳酸性酸中毒的药物等也是重要方法。

二、乳酸性酸中毒的预防

乳酸性酸中毒一旦发生，病死率极高，对治疗反应不佳，因而预防比治疗更为重要，具体措施如下：

1）为糖尿病患者制定诊疗方案时尽量不使用苯乙双胍，肝肾功能不全、年龄>70岁的老年人，以及心肺功能不佳者，双胍类药物应谨慎服用。

2）积极治疗各种可诱发乳酸性酸中毒的疾病。

3）糖尿病患者应戒酒，并尽量不使用可引起乳酸性酸中毒的药物。

糖尿病患者并发乳酸性酸中毒往往病情危重，预后极差。因此早期诊断、早期治疗是成功救治患者的关键。尤其是初诊医生在接诊患者后能迅速识别不典型的临床表现，并给予鉴别，对此危重病例的抢救将大有帮助。

第四节　糖尿病低血糖的预防和治疗

一、低血糖的识别及预防

低血糖症(hypoglycemia)是一组多病因引起的以静脉血浆葡萄糖，浓度过低，临床上以交感神经兴奋和脑细胞缺糖为主要特点的综合征。按照传统的Whipple三联症，一般以血浆葡萄糖低于2.8 mmol/L(50 mg/dL)作为低血糖标准。

神经组织所需的葡萄糖几乎完全依赖于血糖的持续性供应。严重的低血糖危害极重，可能导致不可逆性脑功能损害。在儿童可引起生长发育迟缓，且在不同时期，同一患者的低血糖表现为不完全相同影响神经系统发育，甚至导致患者死亡。但是低血糖的表现无特异性，常被误诊。因此临床医生必须注意低血糖的诊断线索：了解患者的酗酒史、相关疾病史、用药史，警惕系统性疾病、恶性肿瘤等患者在治疗过程中发生的医源性低血糖。开展新生儿低血糖的普查工作，对于新生儿发绀、呼吸窘迫、嗜睡、拒绝喂养、肌阵挛等不典型低血糖症状应当引起足够的重视。对于不明原因的惊厥、昏迷、意识丧失，应及时检测血糖。对低血糖并伴有不适当高胰岛素血症、低酮症性低血糖、低血糖伴高氨血症、低血糖伴蛋白质丢失性肠病等患者要排除婴儿持续高胰岛血症性低血糖(persistent hyperinsulinemic hypoglycemia of infancy, PHHI)。

应该对患者及其家属进行教育，使其充分认识低血糖的表现和危害性、掌握对低血糖的预防措施和紧急处理方法，以减少低血糖发生率和危害[9]。要求使用胰岛素治疗的糖尿病患者血糖水平应尽量维持在 4.4 mmol/L(80 mg/dL)以上；特别对于高龄患者，血糖控制水平"宁高勿低"，以预防症状性低血糖症及无知觉低血糖[10]。教育患者在服用降糖药或注射胰岛素后切勿延误进餐，控制好运动时间和运动量，识别和预防低血糖后反跳性高血糖(Somoygi 现象)。

建议糖尿病患者随身携带卡片，记录疾病诊断、用药史、服药时间、禁食食物等信息，以利于患者因低血糖导致神志模糊、昏迷时的抢救。建议患者随身携带糖果，当发生低血糖的神经症状时能自行服食以缓解症状。在所有内分泌病房或糖尿病中心，应该配备有低血糖急救盒，急救盒中备有口服葡萄糖制剂有条件者可备有胰高血糖等[11]。

二、低血糖的治疗

1. 补充葡萄糖

对于轻到中度的低血糖而言，立即进食葡萄糖或糖果、含糖饮料、饼干等碳水化合物，能暂时缓解症状、升高血浆葡萄糖水平。

2. 胰高糖素治疗

由于进食碳水化合物对血糖的升幅和维持血糖的时间有限，因此对于严重低血糖至神志模糊不能进食者，应迅速注射胰高糖素以快速升高血糖，可皮下、肌内或静脉注射，由于其作用时间较短，持续 1～2 h，会再次出现低血糖，应尽快建立静脉通路继之以持续葡萄糖静脉滴注。如患者能口服则应及时鼓励进食。

3. 药源性低血糖的治疗

胰岛素和磺脲类药物是低血糖最常见的原因。在确认了引起低血糖的药物后，应及时停用。长效药物所导致的低血糖症往往持久，给予葡萄糖并且患者意识恢复后有再次陷入昏迷可能，需连续观察 3 天，以保证患者完全脱离危险[12]。

参考文献

[1] 李璞.住院患者 2 型糖尿病急性并发症原因探讨与治疗对策[J].中国现代医生，2010，48(3)：143-144.
[2] 向盈，魏军平.糖尿病酮症酸中毒的中西医结合治疗研究进展[J].中国中医急症，2013，22(10)：1752-1754.
[3] 王建华.糖尿病电解质紊乱——一个不应忽视的问题[J].药品评价，2010，7(11)：38-39.
[4] 金爱萍，葛志兰，王忠勇，等.连续血液净化在糖尿病急性并发症治疗中应用与护理[J].交通医学，2011，

25(4)：426－427，429.
[5] 王与.糖尿病酮症酸中毒合并高渗26例临床分析[J].吉林医药学院学报，2013，34(4)：264－265.
[6] 豆亚静.糖尿病性乳酸酸中毒的临床救治分析[J].世界最新医学信息文摘，2016，16(A1)：69.
[7] 张淑芹，马立新.糖尿病乳酸酸中毒20例救治护理体会[J].临床急诊杂志，2014，15(9)：552－553.
[8] 袁烁，杜立文.应用连续血液净化抢救糖尿病乳酸酸中毒25例体会[J].中国临床医生杂志，2015，43(10)：33－35.
[9] 楼娟亚，陆珣靓，张哲.糖尿病患者动态血糖监测低血糖及危险因素评估[J].护理与康复，2014，13(10)：933－936.
[10] 翁光明，雷挂兰.老年糖尿病患者发生低血糖的原因及预防措施[J].中国老年学杂志，2014，34(2)：504－505.
[11] 黄玥晔，罗彦凌，程晓芸，等.门诊糖尿病患者强化血糖管理方案发生低血糖事件的分析[J].中国糖尿病杂志，2014，22(5)：448－451.
[12] 胡君.2型糖尿病胰岛素强化治疗致低血糖反应的原因分析及处理对策[J].实用心脑肺血管病杂志，2014，22(10)：108－109.

第十一章　糖尿病慢性并发症的治疗

第一节　糖尿病肾病

治疗原则：常规治疗包括饮食治疗，调控血糖、血压、血脂，以及血管紧张素转换酶抑制剂(angiotensin converting enzyme inhibitors, ACEI)或血管紧张素受体抑制剂(angiotensin receptor blockers, ARB)的应用。

一、生活方式干预

(1) 饮食　在糖尿病肾病早期即开始给予优质低蛋白饮食。合并水肿、高血压者应限制钠的摄入，予以低盐饮食，并适当补充维生素、矿物质及微量元素。在给予胰岛素的前提下，可适当增加碳水化合物的摄入以保证足够的热量。脂肪宜选用植物油。

低蛋白饮食对所有糖尿病肾病患者均有益。因为高蛋白饮食将产生更多的代谢毒物蓄积，加重肾功能恶化。2004 年，美国糖尿病学会(American Diabetes Association, ADA)建议肾功能正常的糖尿病肾病(diabetic kidney disease, DKD)患者，蛋白质摄入量为 0.8 g/(kg・d)，肾功能不全非透析期摄入量为 0.6 g/(kg・d)；透析后按透析要求增加蛋白质的摄入量。为防止营养不良，热量需达 146.44 kJ/(kg・d)，肥胖者或老年人热量可略少。在低蛋白饮食的同时，建议补充 α-酮酸制剂或必需氨基酸。肾功能不全时，以优质蛋白(动物蛋白)为主。大豆含有异黄酮、异黄素，可调脂，改善血管功能，维持矿物质含量，故肾功能正常的 DKD 患者仍可选用豆制品。

(2) 早期或临床糖尿病肾脏病患者可适当从事中、低强度的运动　尚无证据表明剧烈运动可加速糖尿病肾脏疾病的进展，故《中国糖尿病护理及教育指南》和 ADA 的《2010 糖尿病医疗护理标准》均建议糖尿病肾病患者不必限制运动。

(3) 戒烟限酒　戒烟要尽早，被动吸烟也有害健康。适量饮酒有助于缓解紧张，改善睡眠等，过量饮酒易导致酒精性肝硬化，增加患高血压、中风等疾病的风险，危害严重。

(4) 注意事项　避免使用甘露醇、链霉素、秋水仙碱等对肾脏有毒害的药物，以及进行造影检查。

二、药物治疗

1. 控制血糖

维持良好的血糖，对于延缓糖尿病肾病的进展有重要作用，强化血糖控制，HbAlc≤7.0%可降低糖尿病肾病的发病率。近年在肾功能相对正常的2型糖尿病患者中发现，将HbAlc降到7.0%以下对于心血管事件和死亡率或许有害。故HbA1c≤7.0%可适合于大多数糖尿病肾病患者，临床工作中应依据个体化原则为患者选择最佳HbAlc目标。

随着肾病进展，可供选择的降糖药物种类减少。由于二甲双胍由肾脏排泄，有潜在导致乳酸性酸中毒的危险。在出现大量蛋白尿，尿蛋白定性"++"以上或每日尿白蛋白定量>300 mg，血肌酐接近正常上限时，应该停止使用。大多数的磺脲类降糖药物至少部分经过肾脏清除，在肾病患者中可出乎意料地导致低血糖。格列吡嗪经肝脏代谢，代谢物无降糖活性，在24 h内经尿中排泄约97%。格列喹酮5%的量从肾脏排泄，但当有严重的肾脏疾患时，用药要特别注意。格列奈类中瑞格列奈在肝脏代谢，对肾脏的影响较小。那格列奈也主要由肝脏代谢，其代谢物主要由尿液和粪便排出，对肾脏影响也较小。α-糖苷酶抑制剂如阿卡波糖或伏格列波糖会在体内蓄积，增加低血糖风险，故不推荐使用。噻唑烷二酮类药物罗格列酮及吡格列酮均经过肝脏代谢清除，动物研究提示有肾脏保护作用。但都具有水钠潴留的副反应，应避免在晚期肾病患者中使用。DPP-4抑制剂如西格列汀可用于晚期肾病，但肾小球滤过率(glomerular filtration rate，GFR)<30 mL/min的患者用药量应减少75%；GFR为30～50 mL/min者应减少50%。艾塞那肽的半衰期随着肾功能减退而增加，GFR<60 mL/min的患者常不能耐受，应慎用。由于口服药物的种种限制，胰岛素是糖尿病肾病患者的主要降糖药物。肾功能不全会降低胰岛素的清除，而增加低血糖风险，因此应酌情减少胰岛素用量，而且应选择短效或速效胰岛素。

2. 控制血压

有效控制血压，可以延缓糖尿病肾病的进展，收缩压越高，GFR下降的速度就越快。GFR为50 mL/min且收缩压>160 mmHg的患者，GFR平均每年下降12～14 mL/min，4～5年后即需要肾脏替代治疗。而GFR相似的但收缩压<130 mmHg的糖尿病患者，GFR平均每年仅下降2～5 mL/min，可能10～20年内都不需要肾脏替代治疗。控制血压，靶目标为130/80 mmHg，每日尿白蛋白为1 g以上者推荐降至125/75 mmHg；透析后血压控制目标为140/90 mmHg，应用肾素-血管紧张素受体抑制剂应排除双侧肾动脉狭窄，另有研究表明在透析前至透析后短期内停用血管紧张素Ⅱ受体阻滞剂，可能会提高肾小球滤过率。

血管紧张素转换酶抑制剂(ACEIs)和血管紧张素受体拮抗剂(ARBs)是治疗糖尿病肾病和非糖尿病肾病患者的高血压的基本用药，其具备可靠的降压效果，以及具有保护心血管和降低蛋白尿的功效。但由于缺乏明确的有利证据，所以目前不推荐两药联合使用[1]。对于重度蛋白尿糖尿病患者，可在ACEIs或ARBs基础上联合醛固酮拮抗剂，但应警惕高钾血症。

有研究发现在ARBs基础上联用阿利吉仑在短期内可降低蛋白尿。阿利吉仑是第2代肾素-血管紧张素受体抑制剂，阿利吉仑直接作用的部位是肾素。在爱尔兰进行2期临床试验证实，阿利吉仑能有效降低轻、中度高血压患者的血压水平；在3期临床试验中，受试者在开始治疗的2周内就出现了明显的降压效果。此外，阿利吉仑与厄贝沙坦的对比试验也证实了阿利吉仑对轻、中度高血压患者的疗效。ACEIs和ARBs的选择应根据患者个人情况及副反应而定。对于不能耐受RAS系统阻断剂患者，可采用非二氢吡啶类钙离子阻断剂联合利尿剂治疗。

3. 调脂治疗

血脂控制目标为TC<4.5 mmol/L、LDL-C<2.6 mmol/L、HDL-C>1.1 mmol/L、TG<1.5 mmol/L。除非LDL-C<2.5 mmol/L或有禁忌证，所有糖尿病患者均应使用他汀类药物治疗。高脂血症会加速糖尿病肾病进展，但调脂治疗对终末期肾病患者获益有限，主要对早期肾病患者有益。

三、进展期肾病合并症的治疗

1. 低蛋白血症

明显的低蛋白血症预后不良，当血浆白蛋白<20 g/L，死亡率接近90%。

2. 贫血

GFR降至50～60 mL/min时，肾促红细胞生成素产生减少，导致贫血。血红蛋白<90 g/L时，可注射促红细胞生成素并服用铁剂，但应警惕脑卒中风险。

3. 代谢性酸中毒

HCO_3^-<20 mmol/L，开始给予碳酸氢钠口服；HCO_3^-<15 mmol/L，可静脉补充碳酸氢钠。

4. 继发性甲状旁腺功能亢进症

GFR降低及1-α羟化酶减少，活性维生素D_3减少将导致低钙高磷血症。低钙血症可诱发继发性甲状旁腺功能亢进，血甲状旁腺激素(PTH)水平升高，骨钙流失增加，易发生骨折。PTH水平高于正常3～5倍，应给予活性维生素D_3，并限制磷的摄入。

四、终末期肾病治疗

1. 透析治疗

糖尿病肾病开始透析的指征：血清肌酐>530 μmol/L，肌酐清除率<15～

20 mL/min。糖尿病患者 GFR 在 15～2 mL/min 时应转肾脏科治疗。

终末期糖尿病肾病患者接受透析治疗,但存活率仅 33.3%。透析治疗主要有两种方式,即持续腹膜透析和长期血透。前者存在易并发感染,不利于血糖控制和水分清除不佳等缺陷,但社会回归率可较高;后者存在血流动力学变化较大、血透通路建立困难等弊端。近来很多终末期糖尿病肾病患者采取腹膜透析,因为它不增加心脏负荷及应激,所以能较好地控制细胞外液容量和高血压。还可用腹腔注射胰岛素,操作方便,费用节省,但某些患者因长期腹透吸收大量葡萄糖而致肥胖和高血脂。关于透析时机的选择,宜稍早于非糖尿病患者。透析后,应正常蛋白饮食,或低蛋白饮食联合复方 α-酮酸;透析患者不推荐抗凝治疗,可酌情给予抗血小板治疗。

2. 肾或肾胰联合移植

即使有最好的医疗条件,部分糖尿病肾病患者仍进展到终末期、肾移植的 5 年存活率为 75%,然而只有少数患者能得到肾移植机会。

第二节　糖尿病眼病

糖尿病患者中约有 70%可出现全身小血管和微血管病变。眼部各部分均可受累,包括结膜、角膜、虹膜、前房角、晶状体、视网膜、脉络膜、玻璃体、视神经、眼外肌眼眶及附近组织等。糖尿病可以损害眼睛各组织,增加角膜溃疡的机会,使眼内房水回流不畅而增加青光眼的发病率,提早和加重白内障的发生,引起玻璃体积血,造成不同程度的糖尿病视网膜病变。如果视网膜病变发生在感光最敏感的黄斑区,患者的视力将会大受影响。

一、糖尿病性视网膜病变

糖尿病性视网膜病变(diabetic retinitis, DR)是糖尿病微血管并发症中最重要的并发症之一,是一种具有特异性改变的眼底病变,主要与血糖控制,以及糖尿病病程有关。DR 已成为世界上双眼致盲第一位病因[2]。

1. DR 的分期[3]

(1) 非增殖型

Ⅰ期(轻度非增殖期):仅有毛细血管瘤样膨出改变。

Ⅱ期(中度分增殖期):介于轻度和重度之间,可合并视网膜出血、硬化和(或)棉絮斑。

Ⅲ期(重度非增殖期):每象限视网膜内出血≥20 个出血点,或至少 2 个象限,已有明确的静脉串珠样改变，或至少一个象限视网膜内微血管异常；无明显特征的增生性 DR。

(2) 增殖型

Ⅳ期(增殖早期)：出现视网膜新生血管或视乳头新生血管，当 NVD>1/4～1/3 视乳头直径或视网膜新生血管>1/2 视乳头直径，或视网膜前出血或玻璃体积血时称"高危增生型"。

Ⅴ期(纤维增殖期)：出现纤维膜前出血或玻璃体积血。

Ⅵ期(增殖晚期)：牵拉性视网膜脱离，合并纤维膜，可合并或不合并玻璃体积血，也包括虹膜和房角的新生血管。

2. 治疗

DR 的治疗根据不同时期进行药物、激光或手术。

(1) 药物治疗　临床上主要用于预防和治疗 DR 早期。

1) 改善视网膜微循环的药物

A. 羟苯磺酸钙：每次 0.5 g，每日 3 次。

此药对导致 DR 的"三高"因素(毛细血管高通透性、血液高黏滞性、血小板高活性)有明显的抑制和逆转作用。

B. 安妥碘：每次 0.1～0.2 g，每日 2～3 次，5～7 天 1 个疗程，结膜下注射；或每次 0.4 g，每日或隔日每次，10 次为 1 个疗程，每疗程间隔 7～14 天，一般用 2～3 个疗程，肌内注射。

此药促进组织内炎症渗出物及其病例沉着物的吸收和慢性炎症的消散，主要用于晚期肉芽肿及非肉芽肿性虹膜睫状体炎、视网膜脉络膜炎、眼底出血、玻璃体浑浊、半陈旧性角膜白斑，斑翳，亦可作为视神经炎的辅助治疗。

C. 金纳多(银杏提取物)：每次 20 滴，溶于温水中，口服，每日 3 次。

D. 阿司匹林：DR 并非使用阿司匹林的禁忌证，但是存在玻璃体积血的患者可能会影响积血的吸收。

2) 醛糖还原酶抑制剂

依帕司他：每次 50 mg，每日 3 次，饭前服。服药后小便可呈红褐色，属正常现象。

糖尿病神经病变与醛糖还原酶活性升高，多元醇代谢通路激活，高浓度的葡萄糖在醛糖还原酶作用下转化山梨醇而导致的。依帕司他是一种醛糖还原酶抑制药，通过抑制葡萄糖转化为山梨醇而发挥作用。国内外许多研究证明依帕司他治疗糖尿病神经病变疗效显著。

(2) 手术治疗[4]　激光光凝治疗仍是目前治疗糖尿病视网膜病变的主要手段。进行糖尿病视网膜病变的筛查与随访的主要目的之一是掌握激光光凝的时机，以减少发生严重视力丧失的风险。

激光视网膜光凝术有三种方式：播散型(全视网膜光凝，PRP)、局部光凝(Focal)和格栅样光凝(Grid)。三种光凝有不同的适应证，并且在治疗时机选择时机上也有不同。

二、糖尿病性白内障

糖尿病性白内障有两种：一种是合并老年性白内障，其发病率较高、发病较早、进展较快和容易成熟；另一种是真性糖尿病并发性白内障[5]，发病率较低。

治疗：早期以药物治疗为主，白内障近成熟期及成熟期应接受手术治疗。

1. 药物治疗

利用药物可以控制白内障的发生、发展。

（1）抗氧化剂　谷胱甘肽、维生素C、维生素B_1、维生素E，以改善晶状体代谢为目的，延缓白内障的进展。

（2）晶状体蛋白保护剂　吡诺克辛钠滴眼液。

（3）抗糖尿病性白内障新药　氨基胍、赖氨酸、丙酮酸盐等。

2. 手术

白内障导致视力下降，影响日常生活或眼底检查时可考虑手术。常用的手术方式如下：

1）单纯白内障超声乳化吸出术及人工晶体植入术，临床上较为常用。

2）白内障手术联合视网膜激光治疗：适用于需行眼底视网膜光凝术的白内障患者。

3）白内障手术联合玻璃体切割术。

糖尿病患者的白内障术后视力的恢复取决于患者术前的眼底病变程度。

三、糖尿病黄斑水肿

糖尿病黄斑水肿（diabetic macular edema，DME）是糖尿病患者视力下降的主要原因，晚期可发生牵拉性视网膜全脱离导致患者完全失明。其治疗方式包括激光治疗、抗VEGF治疗和糖皮质激素治疗。

1. 激光治疗

激光治疗的病变包括2种，分别是视网膜强荧光点（多数是毛细血管瘤样膨出）和渗出区（包括视网膜无血管区、视网膜内微血管异常、弥漫渗出的毛细血管床）。前者采用局部光凝，后者采用格栅样光凝。

2. 玻璃体腔内注射抗血管内皮生长因子

血管内皮生长因子（vascular endothelial growth factor，VEGF）[6]是参与DME的一个重要因素，缺氧、高血糖可能导致VEGF上调，进而引起渗漏、血管增生等病理过程。目前有大量证据表明抗VEGF在糖尿病黄斑中的疗效。主要的抗VEGF制剂有4种：雷珠单克隆抗体、贝伐单克隆抗体、阿柏西普、康柏西普。

3. 玻璃体腔内注射曲安奈德

曲安奈德[7]是一种糖皮质激素，对于黄斑水肿，特别是弥漫性黄斑水肿，最好进行局部/格栅样光凝前进行玻璃体腔内注射曲安奈德。

四、糖尿病性青光眼

糖尿病患者易患两种类型青光眼：原发性青光眼和新生血管型青光眼。糖尿病性青光眼多属于新生血管型青光眼，且常发生在糖尿病视网膜病变的中晚期，视网膜的缺血导致虹膜新生血管形成，继而引发新生血管性青光眼，其来势凶猛，常致患者痛不欲生，治愈率极低。

1. 原发性青光眼的治疗

(1) 闭角型青光眼　　治疗原则以手术治疗为主，如眼压较高，尽量以药物控制眼压后手术。

1) 药物治疗

急性发作期：1%～2%毛果云香碱，10～15 min 一次，滴眼，连续 2～3 h。待瞳孔或眼压恢复正常后减为 2 h 一次；期间可加用 0.5%噻吗洛尔，每日 2 次，滴眼。同时口服醋甲唑胺，每次 500 mg，随后减为 250 mg，6 h 一次；或快速静脉滴注 20%甘露醇 250 mL，每日 1～2 次。

间歇期或慢性发作期：可滴收瞳药、噻吗洛尔，口服醋甲唑胺。滴眼次数及剂量视眼压情况而定。

2) 手术治疗

A. 周边虹膜切除术或激光虹膜切开术：临床前期或急性发作期后房角又完全开放者。

B. 小梁切除术或其他滤过手术：如房角已大部分关闭或有广泛粘连者。

(2) 开角型青光眼　　可首选药物治疗，药物无效者应手术治疗。主要手术治疗方式为激光小梁成形术或滤过手术。

(3) 绝对期青光眼　　如无疼痛，可不必治疗。如有疼痛，可行睫状体电凝或冷凝术。

2. 新生血管性青光眼的治疗

病因治疗、视网膜缺血治疗，以及控制眼压治疗的综合治疗方案是最符合其病理生理过程的治疗措施[8]。

(1) 药物治疗

1) 局部眼药治疗：从最低浓度开始，根据药物的有效降压时间来决定每日滴眼次数。一种药物长时间用药无效后可改用另一种药物，经过一段时间后再用原药仍然有效，亦可联合用药。

A. 缩瞳药：0.5%～2%毛果芸香碱。

开始时 0.5%～1%毛果芸香碱，每日 2～4 次，睡前涂相同浓度的眼膏。如眼压控制不满意,可用 0.25%~0.5%依色林液(亦称毒扁豆碱,physostigmone),每日 2~3 次,睡前涂相同浓度的眼膏,应在眼压高峰前滴药。

B. β肾上腺素受体阻断药:0.25%~0.5%噻吗洛尔液,每日 2 次。滴药后注意压迫泪囊,以防黏膜吸入过敏,支气管哮喘、肺源性心脏病、心力衰竭患者慎用。

C. 当眼压急剧升高、剧烈疼痛、恶心、呕吐时,可球后注射 2%普鲁卡因 1.5 mL 加 1‰肾上腺素 0.1 mL,以麻痹睫状神经节,减少房水产生和止痛。

2) 全身用药

A. 碳酸酐酶抑制药:可以减少房水的形成。常用的有乙酰唑胺,250~500 mg,每日 2~4 次,口服,首次加倍。长期用药注意补充氯化钾,并用碳酸氢钠碱化尿液,不与维生素 C 同服。

B. 高渗药:提高血浆渗透压从而降低眼压。

(2) 视网膜缺血的治疗　全视网膜光凝术、经巩膜的冷凝和透热法、眼内激光凝固术。

(3) 新生血管性青光眼的手术治疗　双瓣滤过术,如小梁切除术、巩膜咬切术、烧灼术;激光小梁成形术由于并发症少,因此早期患者也可使用。

对于糖尿病患者来说,糖尿病眼病的防治应是建立在控制好血糖、血压、血脂等基础之上的。

第三节　糖尿病神经病变

一、严格控制血糖

严格控制血糖是防治糖尿病神经病变的基本措施。近年来,许多临床试验证明严格的血糖控制能延缓糖尿病多发神经病变的发生和发展,同时发现血糖控制不良者,神经病变的发生率较高。已有严重神经病变的糖尿病患者,一般应采用胰岛素治疗,这是因为胰岛素除了能降低血糖纠正代谢紊乱外,其本身还是免疫调节药物及神经营养因子,对糖尿病神经病变有良好的治疗作用。对于神经病变较轻的 2 型糖尿病患者,如饮食控制和口服降糖药能达到满意控制血糖时,则不必用胰岛素治疗,以免发生低血糖而加重或发生心、脑血管病变。因此,空腹血糖控制在 7 mmol/L 以下、餐后血糖不超过 8 mmol/L、HbA1c<7%为宜。DCCT/EDIC(diabetes control and complications trial/epidemiology of diabetes interventions and complications)研究则提供了 1 型糖尿病神经病变的发生及发展特征,并提示严格控制高血糖的重要性[9]。

二、营养神经药物[10]

糖尿病神经病变可适当应用烟酸、辅酶 A、ATP、胞磷胆碱、牛痘疫苗接种家兔炎症皮肤提取物、小牛血去蛋白提取物、维生素 B_1、维生素 C、维生素 E、甲基维生素 B_{12}（弥可保）。甲基维生素 B_{12} 是一种活性维生素 B_{12} 制剂，较维生素 B_{12} 更易进入神经细胞内，其参与卵磷脂、核酸、蛋白质的生物合成，前者是髓鞘的重要组成部分。临床研究证实，甲基维生素 B_{12} 口服和肌内注射皆对糖尿病神经病变有明显的治疗作用，且改善糖尿病周围感觉神经损害的疗效优于运动神经。常用剂量：一般先肌内注射甲基维生素 B_{12} 500 μg，每日或隔日 1 次，1～2 个月后改为口服甲基维生素 B_{12} 500 μg，每日 3 次。甲基维生素 B_{12} 不良反应较少，个别患者有皮疹及胃肠道症状，停药后即可消失。

三、其他治疗

1. 钙拮抗药

尼莫地平可增加神经内毛细血管密度，促进微血管生长，阻滞钙内流，故可促进神经血流量的增加，提高神经传导速度，改善神经缺血、缺氧。常用剂量：尼莫地平每次 20～40 mg，每日 3～4 次，口服。

2. 神经生长因子

神经生长因子(nerve growth factor, NGF)是神经营养因子，一种多肽物质。研究表明，糖尿病性神经病变患者使用人神经生长因子 6 个月后能改善糖尿病性神经病变症状。该药物相对安全，且不良反应少，偶有注射部位的疼痛或疼痛过敏，对改善神经症状、缓解肢体疼痛有一定疗效。常用剂量：人类重组神经生长因子 100 Bu 或 1 000 Bu，用生理盐水或注射用水 1～2 mL 稀释后肌内注射，每日 1 次，20 次为 1 个疗程。

3. 神经节苷脂

神经节苷脂(ganglioside, GS)参与细胞膜的构成，能改善轴索形态，提高 Na^+-K^+-ATP 酶的活性，促进损伤后的神经再生，改善神经功能，神经节苷脂可明显提高神经传导速度，改善糖尿病患者的疼痛或感觉障碍。常用剂量：每日 20～40 mg，肌内注射，每日 1 次，20～30 次为 1 个疗程。无明显不良反应，近期疗效较好。

4. 肌醇

肌醇是神经髓鞘的组织成分，能维持神经组织能量代谢，改善神经冲动及神经症状。临床观察发现早期应用肌醇可有一定的疗效，但疗效起效慢，因此对肌醇的临床应用还需进一步研究。

5. 醛糖还原酶抑制药

醛糖还原酶抑制剂(aldose reductase inhibitors, ARI)抑制可纠正代谢紊乱，降低神经组织中山梨醇水平，恢复肌醇及 $Na^{+}-K^{+}-ATP$ 酶的活性，明显改善神经传导速度及神经的形态学异常。如托瑞司他，每日 200 mg，早餐前服用，一般应用 4～8 周后有效，不良反应有头痛、腹痛、腹泻等，少数患者可致转氨酶升高。目前对 ARI 的疗效临床尚有争议，故需进一步的临床研究。

6. 小牛血去蛋白提取物肠溶片

小牛血去蛋白提取物肠溶片是以小牛血清为原料制备的小分子量肽、核苷酸和寡糖类物质，其中肌醇磷酸寡糖具有类胰岛素活性，可以促进葡萄糖氧化和脂解作用，加速糖原合成，而起降血糖作用。还可以通过以上机制改善神经髓鞘细胞的代谢，改善微血管病变，使受损神经的功能有所再生。常用剂量小牛血去蛋白提取物肠溶片注射液 800～1 200 mg 加入生理盐水 250 mL 中静脉滴注，每日 1 次，15 次为 1 个疗程。

7. 西洛他唑

西洛他唑为磷酸二酯酶 3 抑制药，是一种兼有扩张血管平滑肌和抗血小板聚集的药物。研究发现，西洛他唑能不同程度地恢复糖尿病的神经病变，而且随着服用时间的延长，糖尿病神经病变的恢复在延续。常用剂量：西洛他唑 50～100 mg，每日 2～3 次，口服，主要不良反应为头晕、头痛和心悸。

8. 改善神经微循环治疗

活血化瘀中药，如丹参、川芎嗪、葛根等具有镇痛、安神、改善神经微循环等作用。此外还有山莨菪碱、前列腺素 E_2 脂质体、银杏叶提取物注射液等。

9. 物理治疗

采用高压氧治疗、机械性辅助循环治疗亦可取得一定疗效。有报道称经皮电刺激对糖尿病神经病变引起的瘙痒、疼痛具有良好的镇痛作用。采用传统中医针灸、按摩治疗糖尿病神经病变，患者的症状可得到明显的改善。

四、疼痛的治疗

糖尿病神经病变引起的疼痛治疗比较困难，一般镇痛药常无满意的效果，可用苯妥英钠 0.1 g，每日 2～3 次，口服；或用卡马西平来缓解，0.1～0.2 g，每日 3 次，口服。还可选用硝西泮等治疗，如疼痛仍不能缓解，可选用下列药物。

1. 三环类抗抑郁药

能抑制神经突触对 5-羟色胺或去甲肾上腺素的再摄取，提高疼痛的阈值而起镇痛作用。如丙米嗪 12.5～25 mg，每日 3 次，口服。如疼痛伴有焦虑者，也可服用阿普唑仑 0.4 mg，每日 2 次；或 0.8 mg，每晚 1 次。抗抑郁剂对减轻纤维肌痛、慢性腰背痛、糖尿病神经痛和带状疱疹神经痛有效[11]。

2. 辣椒辣素

辣椒辣素为一种天然的生物碱，具有复杂的生理药理作用。研究表明，疼痛是由神经传导物质P物质进行传递的，P物质广泛分布于感觉神经纤维、后根神经节和脊髓神经中，它能把疼痛由外周神经传入脊髓神经和高级中枢神经。辣椒辣素主要是影响C型感觉神经细胞的P物质。局部外用辣椒辣素作用于外周神经轴突，导致来自所有神经元(外周和中枢)P物质减少。辣椒辣素也是一种具有抗炎作用的选择性P物质的拮抗药。研究表明，糖尿病神经病变患者局部使用辣椒辣素软膏具有明显的镇痛作用，其具有高效、安全、无不良反应等特点，主要用于皮肤和皮下感觉神经损伤所致的表浅性疼痛，同时也可用于其他慢性外周疼痛的治疗。用0.075%辣椒辣索乳剂在疼痛局部应用(每日4次)，开始时疼痛可稍加重，但2～3周后即可缓解。

3. 曲马多

非吗啡类镇痛药，为阿片受体激动药，有吗啡样作用，但无呼吸抑制，对心血管及肝、肾功能影响小。平均剂量为每日210 mg，不良反应有恶心、便秘、头痛、嗜睡等。本品不宜和单胺氧化酶抑制药同用。

4. 降钙素

每日100 U皮下注射，连续2周，1/3的患者疼痛可缓解。

五、直立性低血压

睡觉时抬高床头，变换姿势、动作时要缓慢，下肢用弹力绷带加压包扎或穿弹力袜增加外周阻力以提高血压，适当增加血容量，提高血压，可用中成药如生脉散或补中益气汤，严重者可口服泼尼松每日5 mg，并禁用外周血管扩张药，降血压药剂量调整以立位血压为准。

六、胃肠功能紊乱

1. 腹泻的治疗

勿吃含粗纤维、谷胶及大量麸质的谷类。口服甲硝唑及抗生素治疗。

(1) 酪酸菌　本品含有耐酸性芽胞，对肠内的有益菌具有增殖促进作用，对有害菌的增殖具有抑制作用，可恢复和维持肠道内微生态系统的稳定和功能正常。故本品对肠道菌群有双向调节作用，既能止泻，又能治疗便秘。治疗中无毒副反应，剂量0.5 g，每日3次，口服，7天为1个疗程，共服2个疗程。

(2) 蒙脱石散　保护消化道黏膜，维护其正常功能，帮助上皮细胞恢复和再生，平衡消化道寄生菌群，剂量3 g，每日3次，口服。

(3) 盐酸洛哌丁胺　本品作用于肠壁神经的阿片受体，抑制乙酰胆碱释放而减弱肠蠕动。首剂4 mg，每次在不成形粪便后再服2 mg，每日不超过16 mg。逐渐调整剂量。

2. 胃肠麻痹的治疗

少食多餐，食物宜少渣低脂。

(1) 多潘立酮　　胃动力药，外周多巴胺受体阻滞药，剂量 5～10 mg，每日 3 次，餐前 30 min 服用。

(2) 西沙必利、莫沙比利　　通过刺激肠肌层神经丛，增加乙酰胆碱释放而起作用。剂量 5～10 mg，每日 3～4 次，口服，4 周为 1 个疗程。

(3) 甲氧氯普胺　　剂量 5 mg，每日 3 次，口服。本品兼有胆碱能和抗多巴胺能作用，易透过血-脑脊液屏障而出现锥体外系不良反应，不宜长用。

七、尿潴留

目前无特殊治疗办法，主要对症处理。如尿潴留可下腹加压、定时排尿、肌内注射或皮下注射新斯的明 0.25～0.5 mg、针灸治疗。重症尿潴留可导尿或保留导尿管，必要时行外科手术膀胱造瘘。

八、性功能障碍

糖尿病性功能障碍病因复杂，既有自主神经病变、血管病变的基础，也有心理因素和其他因素的影响，故治疗更为困难。

1. 性心理治疗

倡导患者注意调整心态，消除消极、焦虑、胆怯等情绪变化，有助于改善和恢复性功能。

2. 雄激素补充治疗

对于血清睾酮水平降低的患者，可考虑睾酮补充治疗。

3. 口服药物

西地那非是选择性磷酸二酯酶-5 抑制药，可改善患者勃起功能障碍。应注意凡是服用亚硝酸酯类药物的患者禁用西地那非。其他药物曲唑酮、阿扑吗啡也可应用。

4. 局部用药

海绵体内注射血管活性药物，如将前列腺素 E_1(PGE_1)、罂粟碱和(或)酚妥拉明注入一侧海绵体内，可使海绵体充血膨胀，联合用药可提高疗效。

5. 真空负压装置

形状类似注射器的套筒，套在阴茎根部，利用负压将血液吸引到海绵体内，然后用橡皮环套住阴茎根部，阻止血液回流而维持勃起。

6. 阴茎假体置入

当其他治疗方法失败时，阴茎假体置入是最后的有效手段。

第四节　糖尿病心血管病变

基于现有的降糖药物，以及当前的治疗模式，单纯依靠降糖药物治疗可能难以有效改善2型糖尿病患者的大血管预后，因此必须进一步强化对其他心血管危险因素的筛查与控制。

一、降压治疗

对于伴有高血压的糖尿病患者，降低血压对于心血管系统的保护作用是肯定的[12]。虽然既往国内外指南均建议将<130/80 mmHg 作为糖尿病患者的降压治疗目标[13]，但现有研究并未能证实严格控制血压可为患者带来更多获益。因此，近期更新的2013年欧洲高血压学会（ESH）/欧洲心脏病学会（ESC）指南、2014年美国高血压学会（ASH）/国际高血压学会（ISH）指南、2013年美国心脏协会（AHA）/美国心脏病学会（ACC）/美国疾病预防与控制中心（CDC）指南，以及《2014年美国成人高血压管理指南（JNC8）》均不同程度的放宽了糖尿病患者的血压控制目标。然而，不久前更新的日本高血压指南认为，由于日本人群的卒中发生率更高，严格的血压控制有助于更好地预防卒中，因此仍旧沿用了<130/80 mmHg 的降压目标值。在最新发布的《中国2型糖尿病防治指南（2017版）》中，也已对糖尿病合并高血压患者的血压控制目标做出了调整，由原来的140/80 mmHg，更改为130/80 mmHg，而对于老年或伴严重冠心病的糖尿病患者，可采取相对宽松的降压目标值。

二、血脂管理

2013年ACC/AHA降胆固醇治疗指南对糖尿病患者降胆固醇治疗做出了新建议，推荐所有年龄40～75岁、LDL-C 1.8～4.9 mmol/L 的糖尿病患者接受中等至高等强度的他汀类药物治疗，且未设定降胆固醇目标值。这一建议在国内外引起较多争议[14]。基于现有国内外研究证据，以及我国的具体情况，中国国家胆固醇教育计划（CCEP）专家委员会新近组织专家制定了《2014年中国胆固醇教育计划血脂异常防治专家建议》。该建议对2型糖尿病患者的降胆固醇治疗作出如下推荐：

1）合并动脉粥样硬化性心血管疾病（ASCVD，包括冠心病、缺血性卒中与外周动脉疾病）者，应用他汀类将 LDL-C 降至<1.8 mmol/L。

2）无 ASCVD，但伴有高血压或其他危险因素（男≥45岁、女≥55岁，吸烟，HDL-C<1.04 mmol/L，体质指数≥28 kg/m^2，早发缺血性心血管病家族史）者，亦应

将LDL－C降至＜1.8 mmol/L。

3）无 ASCVD 也无其他心血管危险因素者，将 LDL－C 降至＜2.6 mmol/L。这一专家建议可以作为我国血脂指南更新前的参照。

三、抗血小板药物的应用

对于已经发生冠心病、缺血性卒中等大血管病变的糖尿病患者，若无禁忌证均应服用阿司匹林进行二级预防[15]。关于无心血管合并症的糖尿病患者是否应用阿司匹林进行一级预防仍存争议。欧洲相关指南在很大程度上否认了阿司匹林在心血管病一级预防中的作用，而美国指南则对其趋于肯定。我国现行的糖尿病指南指出大部分＞50岁的男性或＞60 岁的女性合并 1 项危险因素者（即心血管疾病家族史、高血压、吸烟、血脂异常或蛋白尿）的糖尿病患者 10 年心血管风险＞10％，应服用小剂量（每日 75～150 mg）阿司匹林作为一级预防；具有中等心血管危险风险［有 1 个或多个危险因素的中青年患者（即男性＜50 岁或女性＜60 岁），或无危险因素的老年患者（即男性＞50 岁或女性＞60 岁），或 10 年心血管风险 5％～10％的患者］：这类糖尿病患者可以考虑使用小剂量阿司匹林（每日 75～150 mg）作为一级预防[16]。

除此之外，对于糖尿病患者，积极有效的生活方式干预对降低心血管风险、改善远期心血管预后具有重要价值，应作为其治疗策略的必要内容。

第五节　糖尿病脑血管病变

糖尿病脑血管并发症是最主要的糖尿病脑血管并发症之一，对糖尿病患者进行有目的、长期的、强化的干预可以使心脑血管及微血管病并发症的发生下降 50％[17]。最有效地预防糖尿病脑血管病的治疗方法如下。

一、血压的控制

糖尿病患者平时注意控制血压、血糖及血脂情况，争取使糖尿病早期微血管演变就得到纠正，以防止动脉粥样硬化和高血压的进一步发展。ACEI 和 ARB 占首选位置，降压的靶目标为＜130/80 mmHg[18]。依那普利在降低血压的同时对胰岛素敏感性具有肯定的改善作用；对患有糖尿病的脑卒中患者，控制血压应首选依那普利。此外，脑血管病患者在一般情况下，必须尽早做康复治疗，但对糖尿病患者来说，要特别警惕直立性低血压发生，训练时亦应循序渐进。

二、抗血小板治疗

对脑血管病的治疗原则为改善病灶区血液供应，加强侧支循环，防止并发症。在急性期防止血小板聚集，改善微循环药物为首选，抗血小板药在预防糖尿病患者脑卒中发生方面的作用成为研究焦点，可以选择阿司匹林每日81～325 mg，或氯吡格雷每日75 mg。氯吡格雷在防治缺血性脑卒中、心肌梗死等多种血管疾病的综合后果方面比阿司匹林更有效，RR值降低8.7%（$P=0.043$），但价格昂贵。有研究显示氯吡格雷与阿司匹林合用与单用相比，并不能使脑卒中发生的危险性进一步减少，而出血的危险性会增加[19]。还可应用低分子右旋糖酐静脉滴注500～1 000 mL每日1次，以1周为1个疗程，有颅内压增高及肾功能不全者，以及70岁高龄患者禁用；也可采用曲克芦丁400～800 mg溶于5%葡萄糖液500 mL中静脉滴注或川芎嗪80～120 mg溶于5%葡萄糖溶液500 mL中静脉滴注，每日1次，10～20天为1个疗程。在无明显颅内压增高，梗死灶小，症状轻微，或起病缓慢的病例，以及发病后1周者可使用血管扩张剂。常用盐酸罂粟碱90～120 mg于5%葡萄糖液或生理盐水500 mL中静脉滴注，上述两药均为每日1次，10～14天为1个疗程。近年来临床上用胞二磷胆碱治疗缺血性脑血管病，此药能改善脑能量代谢，预防脑水肿，亦可对糖代谢、脂代谢及蛋白质代谢起到有益的影响，同时可降低血小板黏滞度，扩张脑动脉，改善微循环；并通过影响脑内递质或受体功能，对意识障碍有直接的催醒作用。用法：胞二磷胆碱500 mg溶于5%葡萄糖液250～500 mL中静脉滴注，每日1次，10～14天为1个疗程。

三、他汀类药物治疗

2型糖尿病患者常见的血脂紊乱是TG升高及HDL-C降低，两者与2型糖尿病患者发生脑血管病变的高风险相关。多项研究证明他汀类药物通过降低总胆固醇和LDL-C水平进而显著降低糖尿病患者发生大血管病变和死亡的风险。糖尿病患者保持健康的生活方式是维持健康的血脂水平和控制血脂紊乱的重要措施，主要包括减少饱和脂肪、反式脂肪和胆固醇的摄取；增加n-3脂肪酸、黏性纤维、植物固醇/甾醇的摄入；减轻体重（如有指征）；增加体力活动。调脂治疗的首要目标是降低LDL-C水平，达到2.6 mmol/L（100 mg/dL）以下。有研究显示阿托伐他汀10 mg/dL能安全并有效地降低2型糖尿病患者心血管疾病包括脑卒中的发生。长期普伐他汀（pravastatin）治疗在2型糖尿病患者心血管疾病包括脑卒中的2期预防是有效的[20]。

四、控制血糖水平

急性期必须用胰岛素纠正应激性高血糖，以及防止酮症酸中毒，同时亦应避免发生低血糖，使血糖维持在5.6～8.3 mmol/L水平。在必须用肾上腺皮质激素与高渗葡萄糖液脱水时，应警惕发生高渗性昏迷的危险性。然而，关于严格的血糖控制能否减少缺血性脑血管病的危险性，尚存在争议。UKPDS的研究显示严格控制血糖，主要降低小血管而非大血管并发症。另有前瞻性研究发现平均糖化血红蛋白降低1%，各种并发症的危险性下降21%。糖尿病合并脑卒中临床症状的轻重及病情转归与入院时血糖水平的高低有关，若血糖≥16.7 mmol/L提示脑组织损害范围较广，病情严重，易诱发酮症酸中毒或高渗性昏迷；而且是急性期预后不良的指标之一。目前认为糖尿病缺血性脑血管病适当降糖是合理的，但对于长期糖尿病患者或已有心血管并发症的患者的作用仍需进一步临床试验加以证明。在糖尿病治疗中需防止出现低血糖，因为反复低血糖或糖代谢低下，可成为脑血管病再次发作的重要原因[21]。因此，一般主张将血糖控制于接近11.1 mmol/L。胰岛素对中枢神经系统有直接的保护作用，还可降低脑卒中患者血压，减少应激反应引起的激素释放。

五、其他

脑梗死患者主要死于感染性合并症，因此，应特别强调对感染性合并症的治疗。一旦病情稳定，应及早对瘫痪肢体开始功能康复性治疗，如按摩等，有利于促进患肢功能的恢复和改善。

总之，流行病学资料表明糖尿病是缺血性脑血管病的危险因素。由于目前没有更多有关控制糖尿病能降低脑卒中发病率的证据，对于糖尿病作为脑卒中的一个独立危险因素仍需大量临床试验证明。其发病机制与蛋白质非酶糖化、内皮功能障碍、胰岛素抵抗和高胰岛素血症、凝血系统功能障碍和血小板异常等有关，但还有许多未知领域。积极控制各种危险因素如降压、降脂、降糖、抗血小板对预防糖尿病缺血性脑血管病仍然是最有效的。

第六节 糖尿病骨-关节病

一、糖尿病性骨质疏松症的治疗

目前在临床上治疗糖尿病性骨质疏松多从治疗原发病即糖尿病及改善骨质疏松两方面入手。治疗糖尿病即控制血糖，根据患者的具体情况选择口服降糖药物或应用胰岛素。治疗骨质疏松多应用抑制骨吸收及促进骨形成的药物，现分述如下。

1. 控制血糖

通过研究糖尿病患者血糖控制水平与骨质疏松的患病率分析发现，血糖控制越好，骨密度越高，骨质疏松的患病率越低，并且认为胰岛素治疗可以提高患者的骨密度。

2. 补充钙剂及活性维生素 D

补充钙剂及活性维生素 D 是糖尿病骨质疏松的基础治疗，应摄入元素钙每日 1 g。一般认为需摄入活性维生素 D，如 $1,25-(OH)_2D_3$ 等进行治疗。活性维生素 D 可以增加肠道钙的吸收，抑制甲状旁腺增生，减少甲状旁腺激素的合成与释放；可以促进胶原和骨基质蛋白的合成；调节肌内钙代谢，促进肌细胞分化，增强肌力，减少跌倒倾向。

3. 降钙素

降钙素是调节骨代谢的激素之一，可以通过抑制破骨细胞活性，减少破骨细胞数量，防止骨钙丢失和骨质溶解，同时还可以抑制肾小管对钙、磷、镁等多种离子重吸收。研究发现，在控制血糖的基础上应用小剂量人工合成的鲑鱼降钙素治疗2 型糖尿病合并骨质疏松，治疗后骨痛改善的总有效率为 97.2%，全身骨密度均有不同程度的提高。另有研究发现，对糖尿病性骨质疏松患者给予鲑鱼降钙素肌内注射，同时服用碳酸钙 D_3 片，发现治疗组疼痛减轻总有效率为 100%，并能阻止骨钙丢失，同时增加骨密度。

4. 二磷酸盐类

二磷酸盐类可抑制破骨细胞活性，降低骨转化率。

5. 雌激素

只能用于女性患者，临床研究已证实雌激素或雌激素、孕激素补充治疗能降低骨质疏松性骨折的发生率，基于对雌激素补充治疗利与弊的全面评估，建议激素补充治疗遵循以下原则。

（1）适应证　有绝经症状和（或）骨质疏松和（或）骨质疏松危险因素的妇女，尤其提倡绝经早期开始使用，收益大，风险更小。

（2）禁忌证　雌激素依赖性肿瘤（乳腺癌、子宫内膜癌）、血栓性疾病、不明原因阴道出血，以及活动性肝病和结缔组织病为绝对禁忌证。有子宫肌瘤、子宫内膜异位症、乳腺癌家族史、胆囊疾病和垂体泌乳素瘤患者慎用。

应用雌激素时应配合适量孕激素以对抗雌激素对子宫内膜的刺激，已行子宫切除的妇女只用雌激素而不用孕激素，激素治疗方案、剂量、制剂选择及治疗期限等应根据患者具体情况个体化应用最低有效剂量，坚持定期随访和安全性监测（尤其是乳腺和子宫肿瘤患者），是否继续用药应根据每位妇女的特点每年进行利弊评估。

6. 选择性雌激素受体调节药

能有效降低破骨细胞活性，降低骨转换至妇女绝经前水平，大样本的随机双盲对照临床试验研究证据显示，每日 1 片雷诺昔芬，能阻止骨丢失，增加骨密度，明显降低椎体骨折发生率，是预防和治疗绝经后骨质疏松的有效药物，该药只用于女性患者，其特点是选择性地作用于雌激素的靶器官，对乳房和子宫内膜无不良作用，能降低雌激素受体阳性浸润性乳腺癌的发生率，不增加子宫内膜增生和子宫内膜癌的危险，对血脂有调节作用。国外研究显示该药有轻度增加静脉栓塞的危险性，对有静脉栓塞病史及血栓倾向者如长期卧床应禁用。

第七节　糖尿病足病

糖尿病足溃疡不愈合主要与神经血管病变和早期处理不当有关，患者的感染、截肢、死亡概率明显增加。糖尿病足病的治疗包括基础治疗与局部治疗。基础治疗包括控制血糖和血压、纠正血脂异常和营养不良，以及戒烟等。局部治疗包括抗感染、改善下肢供血、局部减压和促进创面愈合，严重足病需要进行外科手术治疗，甚至截肢。

1. 控制代谢紊乱

治疗的基本原则、方法与一般糖尿病相同，但当足部发生严重感染时，患者的能量消耗增加，所以饮食治疗在一段时期内可以适当放宽。使用胰岛素使血糖控制在正常或接近正常范围内。由于患者往往合并有多种糖尿病慢性并发症，如自主神经病、肾病和心血管疾病，特别需要注意血糖监测并调整胰岛素剂量，同时注意教育和管理患者的饮食，避免低血糖症。营养不良如低蛋白血症、贫血和低脂血症常见于严重足病的患者，是足溃疡乃至截肢的重要因素，因此应加强支持治疗，必要时输注血浆、白蛋白或复方氨基酸液。营养不良和低蛋白血症所致水肿的治疗主要是纠正营养不良状态，必要时需采用利尿剂治疗。高血压和血脂异常的治疗原则与一般糖尿病相似。

2. 神经性溃疡处理的关键是减轻局部压力

90%的神经性溃疡可以通过保守治疗来治愈。处理的关键是减轻局部压力，如特殊的矫形鞋或全接触石膏托(TCC)。处理胼胝可以减轻局部压力并改善血液循环，是促使神经性溃疡愈合的有效手段。糖尿病患者的胼胝需要专业化处理，如果胼胝中间有溃疡，应该将溃疡周围的胼胝予以剔除，因为局部隆起的过度角化组织不利于溃疡愈合。

3. 改善下肢血液供应

一般用扩张血管、活血化瘀、抗血小板和抗凝等药物改善微循环功能，以口服为主。

(1) PGE_1 制剂　临床疗效确切。脂微球包裹的 PGE_1 制剂具有作用时间长和靶向性好的优势，可扩张血管，改善循环功能。一般以 10～20 μg 加入生理盐水 250～500 mL 静脉滴注，每日 1 次，2～4 周为 1 个疗程。

(2) 西洛他唑和沙格雷酯　治疗轻中度的下肢动脉病变均有一定的疗效。

(3) 低分子右旋糖酐　250～500 mL 静脉滴注，每日 1 次。

(4) 山莨菪碱(654-2)　使小静脉舒张，减少毛细血管阻力，增强微血管自律运动，加快血流速度；减轻红细胞聚集，降低血液黏滞度，减少微小血栓的形成；同时还能降低微血管的通透性，减少渗出。但该药可诱发尿潴留及青光眼，使用时需注意观察。由于目前已经有多种疗效较为明确和副反应小的抗血小板和扩血管药物，山莨菪碱制剂临床上已经很少应用。

目前介入治疗已经广泛地应用于治疗下肢动脉闭塞。膝以下的动脉闭塞一般可采用深部球囊扩张术。膝以上的局限性动脉狭窄可采用支架植入治疗。尽管部分患者在接受介入治疗后有发生再狭窄的可能，但不妨碍血管介入治疗糖尿病合并下肢动脉闭塞，因为介入治疗后的血管开通和下肢循环的改善可促使足溃疡愈合和避免截肢。手术后患肢可形成侧支循环，从而避免下肢的再次截肢。但是，10%～15%的患者治疗效果不佳，仍需要截肢。截肢术需进行康复治疗，有助于患者尽快利用假肢恢复行走。由于一侧截肢后，另一侧发生溃疡或坏疽的可能性增加，因而必须对患者加强有关足保护的教育和预防。

一些研究认为，自体骨髓或外周血干细胞移植能促进缺血下肢的新生血管生成，适用于内科治疗疗效不佳、下肢远端动脉流出道差而无法进行下肢搭桥的患者及年老体弱或伴发其他疾病不能接受手术的患者，这种方法操作简单，无明显副反应，具有良好的应用前景。根据中华医学会糖尿病学分会的立场声明，干细胞移植治疗糖尿病等下肢动脉缺血性病变的安全性和有效性仍需要更有力的循证医学证据来验证和支持，目前尚未将干细胞移植治疗作为糖尿病下肢血管病变的常规治疗。

4. 根据病情处理糖尿病足溃疡

根据溃疡的深度、大小、渗出物多少，以及是否合并感染来决定换药的次数和局部用药，如神经-缺血性溃疡通常没有大量渗出物，因此不能选用吸收性很强的敷料；如合并感染而渗出较多时，敷料选择错误可以导致创面泡软，病情恶化，引起严重后果。一般可以应用负压吸引治疗(VAC)清除渗液。或者应用具有强吸收力的藻酸盐敷料。为了保持伤口湿润，可选择水凝胶敷料处理干燥的伤口，逐步清创。尽量不要选择棉纱敷料，否则会引起伤口干燥和换药时疼痛。合并感染的伤口应该选择银离子敷料。

(1) 伤口床一般处理　治疗原则是将慢性伤口转变为急性伤口。清除坏死组织是正确治疗的第一步。缺血性溃疡和大面积溃疡需要逐步清除坏死组织。缺血性溃疡伤口干燥，需要用水凝胶湿润，再清创。需要在充分的支持治疗下进行彻底清创。坏死的韧带和脂肪需要清除，骨髓炎时需要通过外科手术清除感染骨。无感染和肉芽组织生长良好的大面积溃疡可以进行皮瓣移植治疗。

当发生严重软组织感染，尤其是危及生命的感染时，清创、引流和控制感染是第一位的。在清除感染组织后应解决局部供血问题。如果清创面积大，而解决局部缺血不及时，有可能导致大面积组织坏死乃至坏疽，此时必须根据下肢血管造影结果尽早决定截肢平面。经典的足溃疡感染征象是局部红肿热痛、大量渗出、皮肤色泽变化和溃疡持久不愈合。糖尿病患者由于存在血管神经并发症，感染的临床表现可能不明显。

处理溃疡时，局部使用生理盐水，避免用其他消毒药物，如雷氟诺尔等。厌氧菌感染时可以局部使用过氧化氢溶液，然后用生理盐水清洗。严重葡萄球菌感染时，可以局部短期用碘伏，直至出现肉芽组织生长。

（2）抗感染治疗　合并有严重感染威胁肢体和生命的感染，即有骨髓炎和深部脓肿者，需住院治疗。在血糖监测的基础上使用胰岛素强化治疗，可采用三联抗生素治疗，待细菌培养结果出来后，再根据药物敏感试验选用合适的抗生素。表浅的感染可采取口服广谱抗生素，如头孢菌素加克林霉素；但不应单独使用头孢霉素或喹诺酮类药物，因为这些药物的抗菌谱并不包括厌氧菌和一些其他革兰阳性细菌。深部感染应首先静脉给药，以后再口服维持用药数周（最长达 12 周）。深部感染时可能需要外科引流，包括切除感染的骨组织和截肢。在治疗效果不满意时，需要重新评估溃疡情况，包括感染深度、微生物种类、药物敏感和下肢供血情况，及时调整治疗措施。

国际糖尿病足工作组推荐的静脉联合应用抗生素治疗的方案：① 氨苄西林/头孢哌酮（舒巴坦）；② 替卡西林/克拉维酸；③ 阿莫西林/克拉维酸；④ 克林霉素加一种喹诺酮；⑤ 克林霉素和第二代或第三代头孢类抗生素；⑥ 甲硝唑加一种喹诺酮。多重耐药增加和耐甲氧西林金黄色葡萄球菌（methicllin-resistant staphylococcus aureus，MRSA）的增加意味着需要选择新的抗生素。

（3）辅助药物和其他措施　难以治愈的足溃疡可采用生物制剂或生长因子类物质治疗。人造皮肤（dermagraft）含有表皮生长因子、胰岛素样生长因子、角化细胞生长因子、血小板衍生生长因子、血管内皮生长因子、α-转运因子和β-转运生长因子，以及基质蛋白如胶原 1 和胶原 2、纤维连接素和其他皮肤成分。Dermagraft 是一种人皮肤替代品，可用以治疗神经性足溃疡，促进溃疡愈合，改善患者的生活质量。愈合困难的足溃疡宜采用自体血提取的富含血小板凝胶治疗。这种凝胶不仅具有加速止血和封闭创面的特点，而且含有丰富的生长因子，能加速创面的愈合。

2011 年，《国际糖尿病足工作组关于糖尿病足感染的诊断与处理指南》中指出，已经报告的多种治疗方法如创面用抗生素、新型敷料、高压氧、负压吸引、创面用生物合成材料、包括血小板和干细胞在内的细胞材料，以及激光、电磁和微波等措施，只有负压吸引技术有足够的循证医学证据证明其有效性，高压氧治疗也有统计学意义的治疗效果。其他措施均缺乏循证依据。

高压氧治疗（hyperbaric oxygen therapy）有利于改善缺氧状况。当下肢血管闭塞时，氧合作用指数下降，血乳酸升高，且代偿性的血管舒张等加重水肿。此时若在 3 个大气压下吸入 100%氧气可提高组织氧含量，降低血乳酸。高压氧适用于 Wagner 分级中 3、4 级或较严重、不易愈合的 2 级溃疡，但高压氧治疗的长期效果不明。对于非厌氧菌的严重感染患者，尤其是合并肺部感染者不宜用高压氧治疗。用带有真空装置的创面负压治疗（negative pressure wound therapy）有较好的疗效，并对创面负压治疗的适应证、方法和评估做出详细规定。

5. 严重糖尿病足病需要外科处理

(1) 严重足趾-跖趾关节感染　一般需要进行半掌或其他方式截肢。截肢前需要行下肢血管造影检查，了解血管病变程度。年轻患者的截肢位置应尽可能低，尽量保留肢体功能。而老年患者的重点是保存生命，保证截肢创面的一期愈合。截肢手术后要给予康复治疗。老年糖尿病足患者合并多种疾病，发生急性下肢动脉栓塞的风险高，需要及时给予溶栓治疗。当糖尿病足感染或坏疽影响到足中部和后跟，必须在截肢或保守治疗中进行选择。Caravaggi 等报告，采取夏科关节手术(跗中切断术)，经过 1 次或 2 次手术后取得了良好效果。该种手术可以避免足病变患者大面积截肢。如果患者的病变严重，应该行重建手术，如血管置换、血管成形或血管旁路术。但糖尿病患者下肢血管重建(特别是血管成形)术有争议。坏疽患者在休息时有疼痛及广泛的病变不能手术者给予截肢。截肢前应行血管造影，以决定截肢水平。重建术包括受损关节的复位及融合术，但不能用于有坏疽或感染未控制者。术后约需 5 个月的时间达到固定，在此期间患肢避免负重，术后加强一般治疗和支持治疗。全层皮肤缺损较大的溃疡可考虑皮肤移植，但要求伤口无坏死组织及感染，无暴露的肌腱、骨或关节，无不可清除的瘘或窦道。

(2) 难治性溃疡　可以采用外科手术治疗。手术的目的是减少足部畸形，改善足的外观，减轻疼痛，改善血循环，减少溃疡形成，避免或减少截肢范围，尽量保留功能。手术方式和适应证：趾伸肌腱延长术主要适用于跖趾关节过伸畸形或背侧脱位者。屈肌腱移位术主要适用于可屈性锤状趾畸形矫正。趾间关节成形术主要适用于固定性锤状趾畸形伴趾背或趾尖胼胝形成的治疗。跖骨头截骨短缩跖趾关节成形术主要适用于固定性锤状趾畸形伴跖趾关节脱位、跖底胼胝或溃疡的治疗。但这种治疗有严重的局部并发症，会出现溃疡发展至足跟或压力处，或出现 Charcot 征象(来自 Holstein 等的报告)。如果要避免足跟溃疡，肌腱延长手术是治疗糖尿病前足和第 1 足趾处神经性溃疡的可选择方法。坏疽患者在休息时有疼痛及广泛的病变不能手术者，要给予有效地截肢手术。

(3) 神经压迫　感觉运动性周围神经病变患者常合并有神经压迫，下肢神经手术减压(neurosurgical decompression of the lower extremities)可降低高危糖尿病足和深部窦道的发生率。

(4) 夏科关节病　主要是长期制动。患者可以用矫形器具，鞋子内用特殊的垫子。如足底反复发生溃疡，可以给予多种适用于神经性糖尿病足溃疡和夏科关节的关节石膏支具，以减轻局部压力，同时又可在支具上开窗，使溃疡面暴露易于换药。支具不但可以使病变关节制动，还可以改变和纠正神经病变所致的足部压力异常。外科手术是治疗夏科关节病的重要手段。手术方式包括切除踝骨和踝关节的残余物、松弛软组织、足的重排列和固定。6 周后除去固定物，再用石膏支具 6 周。3 个月后，用矫正器代替石膏支具并让患者穿特制的鞋。

(5) 血管严重缺血　主要有经皮腔气囊血管成形术(PTA)和分流术(BGP)两种。前者是用带扩张球的导管逆行插入病变血管以成形新的血管。当管腔完全闭塞或狭窄长度大于10 cm,或严重肝肾功能障碍时禁用该方法。BGP是用血管重建的方法来恢复肢体灌注指数,多采用逆向隐静脉分流术,流入动脉多为周围动脉,流出动脉为足背动脉,适用于丧失行走能力的患者,以及不愈合的溃疡或坏疽。禁忌证为严重末端肢体缺血、器质性脑病长期卧床和膝部严重屈曲挛缩等。对于不稳定型心绞痛或充血性心力衰竭和急性肾功能不全的患者,应待病情稳定后再进行手术。总体上,糖尿病患者的下肢动脉闭塞性病变往往是多节段和远端病变更重,膝以下的动脉狭窄一般采取深部球囊扩张治疗。

(6) 钙化性小动脉病　钙化性小动脉病(calcific arteriolopathy, CAP)又称钙化性尿毒症性小动脉病(CUA),是动脉钙化的严重并发症。糖尿病是引起动脉钙化和CAP的常见原因,如果体格检查时发现局部组织缺血、淤血、血管扩张、小动脉钙化结节形成、四肢近端皮肤溃疡和组织坏死等,应想到CAP可能,并采用合适的影像检查予以证实。

参考文献

[1] Sarafidis PA, Stafylas PC, Georgianos PI, et al. Effect of thiazolidinediones on albuminuria and proteinuria in diabetes: a meta-analysis[J]. Am J Kidney Dis, 2010, 55(5): 835-847.

[2] 郑志.糖尿病视网膜病变临床防治:进展、挑战与展望[J].中华眼底病杂志,2012,28(3):209-214.

[3] 高惠中.糖尿病相关眼病指南[J].实用防盲技术,2017,12(1):1-6.

[4] 中华医学会眼科学会眼底病学组.我国糖尿病视网膜病变临床诊疗指南(2014年)[J].中华眼科杂志,2014,50(11):851-865.

[5] 邵毅,王乐,董雯佳,等.个性化超声乳化在真性糖尿病性白内障的临床研究[J].中国实用眼科杂志,2012,30(8):921-926.

[6] 章晖,叶波,邱新文,等.雷珠单抗辅助23 G玻璃体切割术治疗增生性糖尿病视网膜病变[J].眼科新进展,2014,34(10):975-977.

[7] 王博,吴京,马明,等.玻璃体内注射雷珠单抗与曲安奈德治疗糖尿病黄斑水肿的疗效对比分析[J].眼科新进展,2015,35(3):246-249.

[8] 陆庆.新生血管性青光眼的治疗进展[J].医学综述,2012,18(19):3242-3244.

[9] Pop-Busui R, Herman WH, Feldman EL, et al. DCCT and EDIC Studies in Type 1 Diabetes: Lessons for Diabetic Neuropathy Regarding Metabolic Memory and Natural History[J]. Curr Diab Rep, 2010, 10(4): 276-282.

[10] Habib AA, Brannagan TH. Therapeutic strategies for diabetic neuropathy[J]. Curr Neurol Neurosci Rep, 2010, 10(2): 92-100.

[11] Chan HN, Fam J, Ng BY. Use of antidepressants in the treatment of chronic pain[J]. Ann Acad Med Singapore, 2009, 38(11): 974-979.

[12] Holman RR, Paul SK, Bethel MA, et al. Long-term follow-up after tight control of blood pressure in type 2 diabetes[J]. N Engl J Med, 2008, 359(15): 1565-1567.

[13] Julius S, Weber MA, Kjeldsen SE, et al. The Valsartan Anti hypertensive Long Term Use Evaluation (VALUE) Trial[J]. Hypertension, 2006, 48: 385-391.

[14] Gerstein HC, Miller ME, Byington RR, et al. Action to control cardiovascular risk in diabetes study group—effects of intensive glucose lowering in type 2 diabetes[J]. N Engl Med, 2008, 358: 2545.
[15] Oqawa H, Nakeyama M, Morimoto T, et al. Low-dose aspirin for primary prevention of atherosclerotic events in paients with type 2 diabetes: a randomized controlled trial[J]. JAMA, 2008, 300(18): 2134-2141.
[16] 胡大一.中国住院冠心病患者糖代谢异常研究——中国心脏调查[J].中华内分泌代谢杂志,2006,22: 1.
[17] Zhou H, Zhang X, Lu J. Progress on diabetic cerebrovascular diseases[J]. Bosn J Basic Med Sci, 2014, 14(4): 185-190.
[18] Hu G, Sarti C, Jousilahti P, et al. The impact of history of hypertension and type 2 diabetes at baseline on the incidence of stroke and stroke mortality[J]. Stroke, 2005, 36(12): 2538-2543.
[19] Soejima H, Ogawa H, Morimoto T, et al. Aspirin possibly reduces cerebrovascular events in type 2 diabetic patients with higher C-reactive protein level: Subanalysis from the JPAD Trial[J]. Journal of Cardiology, 2013, 62(3): 165-170.
[20] Ergul A, Kelly-Cobbs A, Abdalla M, et al. Cerebrovascular complications of diabetes: focus on stroke[J]. Endocrine, Metabolic & Immune Disorders-Drug Targets, 2012, 12(2): 148-158.
[21] Harada S, Fujita-Hamabe W, Tokuyama S. Ischemic stroke and glucose intolerance: a review of the evidence and exploration of novel therapeutic targets[J]. J Pharmacol Sci, 2012, 118: 1-13.

第十二章　糖尿病其他并发症及合并症

第一节　糖尿病合并感染

一、预防感染

无特殊禁忌的条件下，鼓励患者多运动，增强抵抗力。保持皮肤、口腔、会阴部的清洁。避免皮肤损伤。警惕外伤及褥疮的发生。对于年老患者或伴有维生素 D 不足的患者应适当补充，以提高抵抗力。

二、泌尿道感染

多饮水、多排尿以冲洗膀胱和尿路，避免细菌的停留与滋生。尽量避免使用尿路器械，对于糖尿病神经源性膀胱患者必须导尿时，应严格消毒，闭式引流，定期冲洗，尽早撤除导尿管。拔管后做细菌培养，有助于及早发现感染。在留置导尿管的同时，予以抗生素药物，可延缓感染的发生。

三、纠正代谢紊乱

糖尿病患者易感染。预防感染的基本措施是控制血糖，纠正代谢紊乱和加强支持治疗。积极治疗高血糖状态与酮血症，病情严重时应用胰岛素治疗，并根据病情随时调整胰岛素用量。纠正水电解质平衡紊乱及营养不良状态，必要时可输入血浆和清蛋白加强支持治疗。

四、局部感染灶处理

皮肤与口腔黏膜感染应及时清创和换药，切开引流，不可盲目挤压，以免感染扩散。恶性外耳道炎应尽早施行外耳道冲洗和引流术，选用强有力的抗生素，必要时行扩创术。胆道感染并胆结石反复发作者应选择外科手术切除，尤其气肿性胆囊炎患者应选择早期胆囊切除(确诊后 48 h 内),以免发生胆囊坏死或穿孔。真菌病除积极应用抗真菌药物两性霉素 B 以外,应及早切除坏死组织。两性霉素 B 推荐剂量一般为每日 1 mg/kg,重者每日 1.5 mg/kg,累积量 2～4 mg。对于神经源性膀胱可采取非手术治疗:持续尿液引流、膀胱训练、针灸、按摩、膀胱穿刺和促进排尿药物,如氯贝胆碱 10～20 mg,每日 3 次。手术疗法常用的有膀胱造瘘术和膀胱颈部 Y－V 成形术。

五、合理使用抗生素

感染较重时,如不及时处理,可能导致 DKA、高渗综合征、乳酸性酸中毒等急性代谢紊乱综合征。一般病情较急,常来不及等待细菌培养等检查结果。因此,采集标本送检后,应根据经验、感染部位及药物吸收和分布特性尽快进行抗感染治疗。

之后再根据细菌培养及药敏试验来有效地选择抗生素,如青霉素类、头孢类及氨基糖苷类在尿液中浓度甚高,对敏感细菌所致泌尿系统感染应首选。大环内酯类抗生素在胆汁中浓度高于血清浓度,对胆道感染控制有利。另外还有抗厌氧菌抗生素与真菌类抗生素。由于糖尿病常并发肾脏病变,故使用对肾脏有毒性或由肾脏排出的抗生素时应特别慎重。

糖尿病患者肌内注射青霉素后的反应与正常人有很大差异,肌内注射后药物吸收慢,血药浓度曲线低平,达到高峰时间迟。评价峰浓度下降,药物吸收慢,改用静脉注射可明显提高疗效。故糖尿病合并感染患者应尽可能行静脉途径给药。

注意氟喹诺酮类抗生素可导致低血糖,应尽量避免使用。一方面,严重的低血糖可进一步导致中心性脑桥髓鞘溶解症(CPM)。如果同时使用了口服降糖药,则可导致严重的血糖下降。另一方面,脓毒血症时,糖的利用和产生均增加,当糖的来源减少时,可导致低血糖,氟喹诺酮类抗生素引起的低血糖需与此鉴别。脓毒血症患者发生低血糖一般合并肝功能不全和进食过少等诱因,患者发生低血糖表示病情严重,预后不良。长期的脓毒败血症导致恶病质与营养不良,此时的低血糖主要与营养不良有关。

第二节　糖尿病合并妊娠

一、饮食治疗

糖尿病合并妊娠的饮食管理十分重要,既要控制血糖,避免因血糖过度升高致胎儿畸形,又要照顾到胎儿的营养需要,使胎儿正常发育,还要避免热量控制过于严格,造成饥饿性酮症[1]。热量以 3.0～3.5 kcal/(kg·d)计算，其中糖类占 50%，蛋白质占20%～25%，脂肪占 25%～30%。并应补充钙 1 000～1 200 mg/d，铁 60～120 mg/d，叶酸 400～800 mg/d 及多种维生素。门诊患者可粗略估计总热量每日 1 800 kcal 左右。每日蛋白质 1.5～2.0 g/kg，并建议少量多餐及睡前加餐，可避免餐前低血糖和餐后高血糖，要求孕妇的体重每月增加＜1.5 kg。

二、运动治疗

运动对降低妊娠糖尿病（gestational diabetes mellitus，GDM）患者的血糖水平是有益的，但其对新生儿的影响尚无充分的循证医学依据。GDM 患者运动方案的选择和实施应以小量、安全为基本原则，同时注意和饮食、胰岛素治疗方案的配合。方案的制订应有临床医师、营养医师的共同参与。

三、胰岛素治疗

胰岛素治疗是目前我国 GDM 药物治疗的主要手段，GDM 应避免使用口服降糖药物，因口服降糖药可能有胎儿致畸风险。胰岛素的剂型主要是人胰岛素。初步临床证据显示胰岛素类似物如赖脯胰岛素、门冬胰岛素和地特胰岛素在妊娠期使用是安全有效的。在胰岛素治疗方案选择方面，由于大部分 GDM 患者的空腹血糖是正常的，给予三餐前短效或超短效胰岛素控制餐后血糖一般可以达到血糖满意的控制效果，而对部分糖尿病合并妊娠的孕妇可能需要使用基础胰岛素以使空腹血糖控制良好。

四、分娩时机、方式及哺乳选择

糖尿病本身不是妊娠 38 周前选择剖宫产的指征，但超过 38 周的妊娠巨大胎儿发生的风险增大，可能增加剖宫产的选择率，因此，若无产科特殊情况，建议 38 周分娩。分娩方式一般可选择经阴道分娩，但若合并高危因素较多，应进行选择性剖宫产或放松剖宫产指征。产后应鼓励母乳喂养。

五、分娩后血糖管理

GDM 分娩后胰岛素用量会明显减少，应加强血糖监测，适当减少胰岛素用量，避免低血糖的发生。大多数 GDM 患者在分娩后血糖水平下降，并可停用胰岛素治疗。一般应在分娩 6 周后进行 OGTT 试验重新评价糖耐量情况，并终身随访。

第三节　糖尿病胃肠功能紊乱

糖尿病胃肠功能紊乱是糖尿病常见并发症之一，主要表现为胃轻瘫，便秘、腹泻交替，发病率较高，约60%。但因患者无症状或将此种不适归咎于双胍类药物的不良反应，使其在临床上常常被忽视。糖尿病胃肠功能紊乱与高血糖、内脏自主神经病变、胃肠激素异常、微血管病变、Hp感染及精神心理等因素有关[2]。故临床上除胃肠动力药物等对症处理外，还需兼顾控制血糖、改善循环、治疗内脏神经病变等方面。

一、止吐及促胃肠动力药物

1. 甲氧氯普胺

片剂，每次5～10 mg，每日3次，饭前30 min服；注射剂，每次10～20 mg，每日不超过0.5 mg/kg，肌内注射。治疗剂量时20%的患者出现嗜睡、疲倦等轻微反应。

甲氧氯普胺具有中枢及外周双重作用。其外周作用表现为阻断胃肠多巴胺受体，增加胃肠运动，加速胃的正向排空。临床适用于治疗慢性功能性消化不良引起的胃肠运动障碍，如恶心呕吐等。因其同时具有阻断中枢化学感受区多巴胺D_2和激动中枢$5-TH_3$而止吐，故其可引起中枢神经系统症状，如焦虑、抑郁、帕金森病、迟缓性运动障碍和张力障碍性反应等。

2. 多潘立酮

片剂，每次10～20 mg，每日3次，餐前15～30 min服，如多潘立酮；注射剂，每次8～10 mg，每日3次，注射或静脉滴注。耐受性好，不良反应包括头痛、促进催乳激素释放及胃酸分泌，停药后可消失。多潘立酮比西沙比利对儿童糖尿病胃轻瘫更有效[3]。

外周多巴胺受体拮抗剂，作用于胃肠道D_2受体，其对促进胃肠道运动的作用与甲氧氯普胺相似，但其不能被M胆碱能受体阻断药降低其作用。故其除用于治疗各种胃轻瘫引起的消化不良、恶心呕吐外，尚可用于偏头痛、颅外伤、放疗和放疗引起的恶心呕吐。

3. 莫沙必利

每次5 mg，每日3次，饭前服，偶可引起腹泻。

$5-TH_4$受体激动剂，促进肠壁肌层神经丛释放乙酰胆碱，促进食管、小肠的运动[4]。主要用于功能性消化不良伴胃灼热、嗳气、恶心呕吐、早饱、上腹胀等，也可用于胃食管反流性疾病，糖尿病胃轻瘫(diabetic gastroparesis，DGP)及部分胃切除患者的胃功能障碍。西沙比利同时可促进结肠运动，故其适用于自发性便秘等结肠运动减弱，与此同时，其腹泻的概率也随之增加。

4. 马来酸曲美布汀

每次 0.1～0.2 g，每日 3 次。不良反应少。

马来酸曲美布汀直接作用于胃肠道平滑肌细胞，对消化道平滑肌有双向调节作用：① 对于胃部运动功能亢进肌群，由于其非竞争性抑制乙酰胆碱引起的收缩作用，使胃的不规则运动趋于规律化；② 胃肠低动力者，使去甲肾上腺素释放减少，并解除对胆碱神经的抑制性调节，促进乙酰胆碱释放增加，从而针对胃肠壁内神经病变发挥作用；③ 影响胃肠肽类的释放，使多种胃肠激素的水平得到调整，从而对胃轻瘫起到治疗作用。

5. 红霉素[5]

促胃动素是一种胃肠激素，与胃和小肠快速运动有关，红霉素因与其结构相似，能与胃肠道神经和平滑肌上的促胃动素受体结合，增强胃肠道收缩，促进胃排空。与红霉素的抗菌作用无关。用法：每次 250 mg，每日 3 次。

6. 溴化新斯的明

常用量：每次 15 mg，每日 3 次，口服。不良反应主要与胆碱能神经过度兴奋有关：恶心呕吐、腹痛腹泻、流泪流涎、心动过缓、瞳孔缩小、出汗、肌震颤等，可予阿托品对抗。

既可抑制 AchE 活性使乙酰胆碱含量增加而发挥作用又可直接兴奋胃肠道平滑肌及膀胱平滑肌，主要用于重症肌无力及腹部手术后肠麻痹及尿潴留，此外尚可用于阵发性室上性心动过速和对抗竞争性神经肌肉阻滞药过量时的毒性反应。禁忌证：室性心动过速、机械性肠梗阻或尿路梗阻。

总之，调整胃动力的药物主要是多巴胺 D_2 受体抑制剂、胃动素激动剂、胃肠道选择性钙离子拮抗剂、5-羟色胺相关制剂、胆囊收缩素拮抗剂阿片激动剂。不同机制的促动力药物必要时可联合或交替使用，避免单一药物的大剂量或长期使用产生副反应和快速耐药性。

二、神经病变的治疗

依帕司他：每次 50 mg，每日 3 次，饭前服。服药后小便可呈红褐色，属正常现象。

糖尿病神经病变与醛糖还原酶活性升高，多元醇代谢通路激活，高浓度的葡萄糖在醛糖还原酶作用下转化山梨醇而导致的。依帕司他是一种醛糖还原酶抑制药，通过抑制葡萄糖转化为山梨醇而发挥作用。国内外许多研究证明依帕司他治疗糖尿病神经病变疗效显著。依据观察依帕司他治疗糖尿病胃轻瘫患者，发现 3 个月后患者的胃电图及心率病变率图谱参数均有改善。

三、Hp 根除治疗

三联疗法：PPI＋2 种抗生素（甲硝唑、阿莫西林、克拉霉素），2 周。青霉素过敏者不使用阿莫西林。

四联疗法：三联疗法失败者，在三联基础上加上胶体铋制剂。

疗程结束4周后且PPI或胶体铋停用2周后采用非侵入性的^{13}C或^{14}C尿酸呼气试验复查幽门螺旋杆菌是否根除。

四、调节肠道菌群

1. 双歧杆菌三联活菌胶囊(培菲康)

每次2～4粒，每日2次，重症加倍，饭后半小时温水送服。

组成成分：长型双歧杆菌、嗜酸乳杆菌、粪肠球菌。直接补充人体正常生理细菌，抑制肠道致病菌生长，促进机体对营养物质的消化，合成机体所需维生素，激发机体免疫力。主要治疗由肠道菌群失调引起的急慢性腹泻、便秘，亦可用于消化不良、腹胀，以及辅助肠道菌群失调导致的内毒素血症。

2. 口服酪酸梭菌活菌散剂(米雅)

每次0.5～1 g，每日3次。

口服酪酸梭菌活菌散剂内含酪酸梭菌活菌，能抑制致病菌生长，促进有益双歧杆菌生长，同时可以抑制5-羟色胺，达到治疗腹泻的目的。本品用于治疗和改善胃肠道菌群失调所导致的消化道症状。

3. 乳酸菌素片

每次3～6片，每日3次，嚼服。

在胃肠道形成保护层，阻止致病菌、病毒的侵袭；刺激肠道分泌抗体，提高肠道免疫力；选择性杀死致病菌，促进肠道益生菌的生长；调节肠黏膜的水、电解质平衡；促进胃液分泌，增强消化功能。

4. 地衣芽孢杆菌活菌胶囊(整肠生)

每次2粒，每日3次，首次加倍，吞咽困难者可打开胶囊，药粉加入温水中服用。

地衣芽孢杆菌活菌胶囊内含地衣芽孢杆菌活菌，除调节胃肠菌群失调外，还可通过夺氧生物效应使肠道缺氧，有利于大量厌氧菌生长。用于细菌或真菌引起的急慢性肠炎、腹泻，亦可用于其他原因引起胃肠道菌群失调的防治。

5. 口服双歧杆菌活菌制剂(丽珠肠乐)

每次1～2粒，每日2次，餐后口服。

口服双歧杆菌活菌制剂内含双歧杆菌活菌，降低肠道pH，抑制致病菌生长。

五、肉毒杆菌毒素局部注射

患者于清醒镇静下行胃镜检查时，将100 U肉毒杆菌毒素溶于4 mL的生理盐水中，在幽门括约肌的每个象限注射 25 U。

肉毒杆菌毒素通过抑制乙酰胆碱的释放，抑制平滑肌收缩。在糖尿病胃轻瘫患者的幽门括约肌内注射肉毒杆菌毒素，可以降低幽门阻力，促进胃排空。适用人群：① 入院前的前 3 个月内恶心、呕吐、腹胀持续至少 6 周；② 入院前 2 个月内胃固相排空检查异常。

六、胃电极刺激

高频低能量的胃电刺激对于药物难治疗性的胃轻瘫是安全有效的。但安放永久电极需要外科手术的参与、价格较高且并不是对所有患者均有效，故适合于对暂时性胃电刺激(GES)有效者。

七、手术

胃大部切除和胃空肠吻合术、X 线透视下经皮胃造瘘空肠置管术。手术仅适用于少数难治性、特发性胃轻瘫患者。

参考文献

[1] 李光辉，张为远.妊娠期糖尿病个体化营养治疗的临床实践及询证依据[J].中华围产医学杂志，2011，14：196 - 199.

[2] 张亚萍.糖尿病胃肠功能紊乱发病机制及其治疗进展[J].胃肠病学和肝病学杂志，2003，12(1)：91 - 93.

[3] Barone JA. Domperidone: a perpherally acting dopamine 2 - receptor antagonist[J]. Ann Pharmacother, 1999, 33(4): 429 - 440.

[4] Allegra C, Costa R, Scaflidi L, et al. The evaluation of the time of gastric radio-isotopic emptying in subjects with non-insulin dependent diabetes mellitus[J]. Clin Ter, 1996, 147(3): 93 - 98.

[5] Erbas T, Varoglu E, Erbas B, et al. Comparison of metoctopramide and crythromycin in the treatment of diabetic gastroparesis[J]. Diabetes Care, 1993, 16(11): 1511 - 1514.

第十三章　中医辨证论治

第一节　概　　述

中医药在糖尿病的预防和治疗中有其独特的优势。因为糖尿病患者受发病年龄的不同，分型不同，发病诱因的不同，患者本身体质的差异，患者所处的地域不同或处于不同的疾病阶段，急、慢性并发症的有无及并发症轻重不同，以及机体反应性不同等诸多因素的影响，所表现的症状复杂多变，各不相同。这时中医特有的辨证论治体系就显示出其价值。在疾病早期，也就是糖尿病前期（IGR 阶段），此时中医药治疗的重点在于阻断并逆转疾病的进展，改善患者早期出现的不适症状，即“治未病”；在疾病中期，即已诊断为糖尿病后，中医通过个体化的治疗，可稳定血糖，预防各种急、慢性并发症的发生发展；而在疾病后期，即已出现各种并发症时，中医通过活血化瘀、清肝明目、调补肝肾等特有的治疗方法，可有效减轻患者的痛苦，降低糖尿病致残及致死率。《中国 2 型糖尿病防治指南（2017 版）》首次将中医部分纳入了范畴，针对糖尿病分期、适用人群、用药做出了详细的描述，并指出“中医药治疗糖尿病已经有两千年的历史，通过大量的循证证据证实，中医药在糖尿病的三级预防中发挥着重要的作用，为 2 型糖尿病防治提供了更多的选择。”

第二节　糖尿病辨证论治

本病的基本病机是阴虚为本，燥热为标，故清热润燥、养阴生津为本病的治疗大法。《医学心悟·三消》说“治上消者，宜润其肺，兼清其胃”“治中消者，宜清其胃，兼滋其肾”“治下消者，宜滋其肾，兼补其肺”，可谓深得治疗消渴之要旨。由于本病病程中常发生气滞血瘀及阴损及阳的病变，以及易并发痈疽、眼疾、水肿、胸痹等症，故还应针对具体病情，及时合理地选用活血化瘀、清热解毒、健脾益气、滋补肾阴、温补肾阳等治法。

一、肺热津伤证

证候特点：口渴喜冷饮，多食易饥，急躁易怒，怕热，心烦，溲赤，便秘，舌边尖红，苔薄黄，脉洪数。

治法：清热润肺，生津止渴。

代表方：消渴方加减。

常用药：天花粉、葛根、麦冬、生地黄、藕汁生津清热，养阴增液；黄连、黄芩、知母清热降火。

加减：口渴多饮显著者，加天冬、地骨皮等养阴生津；燥热耗气，气短懒言，动则汗出，加太子参、黄芪益气。亦可选用白虎加人参汤。

二、胃热炽盛证

证候特点：多食易饥，形体消瘦，大便干燥，舌红苔黄，脉滑实有力。

治法：清胃泻火，养阴增液。

代表方：玉女煎加减。

常用药：生石膏、知母、黄连、栀子清胃泻火；玄参、生地黄、麦冬滋补肺胃之阴；川牛膝活血化瘀，引热下行。

加减：大便秘结不行，可用增液承气汤润燥通腑，“增水行舟”。

三、脾气亏虚证

证候特点：口干多饮，神疲乏力，便溏，舌淡红，苔薄白。

治法：益气健脾，生津止渴。

代表方：七味白术散加减。

常用药：黄芪、太子参、白术、茯苓、怀山药、甘草益气健脾；木香、藿香、佩兰、泽兰醒脾行气散津；葛根升清生津；天冬、麦冬养阴生津。

加减：肺有燥热加地骨皮、知母、黄芩清肺；口渴明显加天花粉、生地黄养阴生津；气短汗多加五味子、山萸肉敛气生津；食少腹胀加砂仁、鸡内金健脾助运。

四、肾阴亏虚证

证候特点：尿量频多，混浊如脂膏，或尿甜，口干唇燥，舌红，脉沉细弱。

治法：滋阴补肾，润燥止渴。

代表方：六味地黄丸加减。

常用药：熟地黄、山萸肉、枸杞子、女贞子、五味子固肾益精；怀山药滋补脾阴，固摄精微；茯苓健脾渗湿；泽泻、丹皮清泻火热。

加减：阴虚火旺，烦躁，五心烦热，盗汗，失眠者，加知母、黄柏滋阴泻火；尿量多而混浊加益智仁、桑螵蛸益肾缩尿；气阴两虚，困倦，气短乏力，舌质淡红，加太子参、黄芪、黄精益气。

五、阴阳两虚证

证候特点：小便频数，混浊如膏，甚至饮一溲一，面色黧黑，耳轮焦干，腰膝酸软，形寒畏冷，阳痿不举，舌淡苔白，脉沉细无力。

治法：滋阴温阳，补肾固涩。

代表方：金匮肾气丸加减。

常用药：熟地黄、山萸肉、枸杞子、女贞子、五味子固肾益精；怀山药、莲子肉滋补脾阴，固摄精微；茯苓健脾渗湿；附子、肉桂温肾助阳。

加减：尿量多而混浊者，加益智仁、桑螵蛸、覆盆子、金樱子益肾收摄；下肢水肿加车前子、牛膝；身体困倦，气短乏力，加党参、黄芪、黄精补益正气。

六、血瘀气滞证

证候特点：口干，但欲漱水不欲咽，皮肤瘀斑，肢体刺痛，痛处不移，心前区痛，或肢体麻木，或半身不遂，妇女月经量少，经期延后，或经多伴黑血块，舌质紫暗或舌有瘀斑、瘀点，舌下脉络青紫、怒张，脉涩。

治法：活血化瘀，益气养阴。

代表方：降糖活血方（祝谌予）加减。

常用药：丹参、川芎、益母草活血化瘀；当归、赤芍养血通络；木香行气化湿；葛根生津止渴；苍术、玄参、生地黄、黄芪益气养阴。

加减：血瘀症状重者，加选水蛭、地龙、土鳖虫、穿山甲 1～2 味等以破血逐瘀；活血化瘀方药多与益气、养阴、化痰等配合运用。若兼见气阴两虚者，可与生脉散配合应用；兼见阴虚者，可加麦冬、天冬、牡蛎；兼见痰浊者，可加半夏、陈皮、胆南星等。

第三节　糖尿病急性并发症的中医治疗

阴阳欲绝证（多见于糖尿病酮症酸中毒昏迷或糖尿病高渗性昏迷者）

证候特点：神清淡漠，嗜睡，反应迟钝，木僵，甚则昏迷，呼吸有酮味，气急深大，皮肤干燥，多尿，舌干红，少苔或苔黄燥，脉微细欲绝或微细而数。

治法：救阴回阳。

代表方：生脉散加减。

常用药：人参(10 g另炖)、麦冬、天冬、五味子等。

加减：若脉微欲绝，有阳脱表现者，加附子以助回阳救逆之功；若燥热炽盛内陷心包者，可依病情选用安宫牛黄丸、至宝丹、紫雪丹以清热开窍。

第四节　糖尿病慢性并发症的中医治疗

一、糖尿病肾病的治疗

糖尿病肾病是糖尿病微血管并发症之一，又称糖尿病性肾小球硬化症，为糖尿病特有的肾脏并发症。本病属中医“水肿”“虚劳”“关格”等范畴。本病病位在肾，可涉及五脏六腑；病性为本虚标实，本虚为肝脾肾虚，五脏气血阴阳俱虚；标实为气滞、血瘀、痰浊、浊毒、湿热等。

(一) 脾肾阳虚证

证候特点：腰以下水肿，神疲乏力，纳呆食少，腰膝酸软，夜尿频多，畏寒肢冷，大便稀溏，舌淡胖，苔薄白，脉沉迟。

治法：温补脾肾。

代表方：水陆二仙丹合芡实合剂加减。

常用药：金樱子、芡实固肾涩精缩尿；白术、茯苓、山药、黄芪健脾益气；补骨脂、黄精、菟丝子补肾填精；百合、枇杷叶肃肺利尿等。

加减：水肿明显者，加茯苓皮、大腹皮、泽泻；夜尿频多者，加桑螵蛸、覆盆子；神倦乏力、四肢困重者，加黄芪、牛膝、桑寄生。舌淡胖，边有齿痕，舌苔白滑而润者，可加防己、黄芪、干姜。

(二) 肝肾阴虚证

证候特点：尿频而短少，混浊如膏脂，或尿甜，口干唇燥，腰膝酸软无力，头昏耳鸣，多梦遗精，皮肤干燥，全身瘙痒，舌红少苔，脉细数。

治法：滋补肝肾。

代表方：归芍地黄汤合二至丸加减。

常用药：当归、赤芍补血活血；生地黄、山药、丹皮、山萸肉、泽泻、茯苓补益肝肾；女贞子、墨旱莲平补肝肾等。

加减：渴饮较多，大便干结难出者，加玄参、麦冬、火麻仁，甚者加大黄；气虚乏力，加党参、黄芪；周身瘙痒，皮肤脱屑，五心烦热者，加火麻仁、夜交藤、珍珠母；心烦失眠或睡则多梦者，加柏子仁、麦冬、酸枣仁。

（三）阴阳两虚证

证候特点：小便量少，周身浮肿，面色黧黑，腰膝酸软，甚则阳痿，颜面微肿，心慌气短，四末冰凉，口干欲饮不多，或喜热饮，舌质暗淡，边有齿痕，苔白，脉沉细无力。

治法：阴阳双补。

代表方：济生肾气汤或大补元煎加减。

常用药：制附子、肉桂温补肾阳；熟地黄、山萸肉、山药、牡丹皮、茯苓、泽泻滋阴补肾；车前草、牛膝利水消肿；龟板胶、鹿角胶、仙茅、仙灵脾滋补阴阳等。

加减：肿甚而喘者，加麻黄、杏仁、葶苈子；水肿明显而舌紫暗者，加泽兰、益母草、防己；神疲乏力、腰痛膝软者，加黄芪、党参、杜仲、威灵仙。

治疗糖尿病肾病的中成药概括如下：

（1）百令胶囊，用于肺肾两虚，气短乏力，腰膝酸软等。

（2）附子理中丸，用于脾胃虚寒，脘腹冷痛，呕吐泄泻等。

（3）四妙丸，用于湿热下注，腰酸膝软，尿黄频多等。

（4）济生肾气丸，用于肾阳不足，水湿内停所致的肾虚水肿，腰膝酸重等。

（5）无比山药丸，用于脾肾两虚，食少肌瘦，腰膝酸软，目眩耳鸣等。

（6）肾衰宁胶囊，用于肾虚瘀阻，腰痛疲倦，恶心呕吐，食欲不振，小便不利，大便黏滞等。

二、糖尿病视网膜病变的治疗

糖尿病视网膜病变是糖尿病微血管并发症之一，根据临床症状的不同分属于“视瞻昏渺”“云雾移睛”“暴盲”，以及“血灌瞳神”等内障眼病范畴。本病以眼底出血、渗出、水肿、增殖为主要临床表现。早期眼部多无自觉症状，病久可有不同程度视力减退，眼前黑影飞舞，或视物变形，甚至失明。病因病机为糖尿病日久，肝肾亏虚，目失濡养；阴虚致虚火上扰，灼伤目络；日久耗气伤阴，气阴两虚，瘀阻于目；阴损及阳，致阴阳两虚，寒凝血瘀，目络阻滞，痰瘀互结，最终均伤及于目。本病病位在目，涉及五脏，病性为本虚标实，虚实夹杂，寒热并见。本虚为气阴两虚、阴阳俱虚，标实为瘀血阻络。

（一）气阴两虚，络脉瘀阻证

证候特点：视物模糊，目睛干涩，或视物变形，或眼前黑花飘舞，视网膜病变多为

Ⅰ～Ⅳ级，神疲乏力，气短懒言，口干咽燥，自汗，便干或稀溏。舌胖嫩、紫暗或有瘀斑，脉沉细无力。

治法：益气养阴，活血通络。

代表方：生脉散合杞菊地黄丸加减。

常用药：党参、麦冬、五味子益气养阴；枸杞子、菊花养肝清肝明目；熟地黄、山萸肉、山药、茯苓、泽泻、丹皮滋阴补肾。

加减：眼底以微血管瘤为主加丹参、郁金、丹皮；出血明显加生蒲黄、墨旱莲、三七；伴有黄斑水肿酌加薏苡仁、车前子。

(二) 肝肾亏虚，目络失养证

证候特点：视物模糊，目睛干涩，视网膜病变多为Ⅰ～Ⅲ级；头晕耳鸣，腰膝酸软，肢体麻木，大便干结。舌暗红少苔，脉细涩。

治法：滋补肝肾，润燥通络。

代表方：六味地黄丸加减。

常用药：熟地黄、山萸肉、山药滋肾养肝，补脾固精；泽泻、茯苓、丹皮清肝肾火，健脾渗湿。

加减：出血久不吸收出现增殖可加浙贝母、海藻、昆布。

(三) 阴阳两虚，血瘀痰凝证

证候特点：视力模糊，目睛干涩或严重障碍，视网膜病变多为Ⅳ～Ⅴ级；神疲乏力，五心烦热，失眠健忘，腰酸肢冷，手足凉麻，阳痿早泄，下肢浮肿，大便溏结交替。舌淡胖少津或有瘀点，或唇舌紫暗，脉沉细无力。

治法：滋阴补阳，化痰祛瘀。

代表方：偏阴虚者选左归丸，偏阳虚者选右归丸加减。

常用药：① 左归丸，熟地黄、鹿角胶、龟板胶、山药、枸杞子、山茱萸、川牛膝、菟丝子。② 右归丸，附子、肉桂、鹿角胶、熟地黄、山茱萸、枸杞子、山药、菟丝子、杜仲、当归、淫羊藿。

加减：出血久不吸收加三七、生蒲黄、花蕊石。

治疗糖尿病视网膜病变的中成药概括如下：

(1) 明目地黄丸，用于肝肾阴虚，目涩畏光，视物模糊等。

(2) 石斛夜光丸，用于肝肾两亏，阴虚火旺，内障目暗，视物昏花等。

三、糖尿病周围神经病变的治疗

糖尿病周围神经病变是糖尿病所致神经病变中最常见的一种，属中医“麻木”“血痹”“痛证”“痿证”等范畴。其主要临床特征为四肢远端感觉异常、运动障碍，表现为肢体麻木、挛急疼痛、肌肉无力和萎缩、腱反射减弱或消失等。本病是因糖尿病日久，耗伤气阴，阴阳气血亏虚，血行瘀滞，脉络痹阻所致，属本虚标实证。病位在脉络，内及肝、肾、脾等脏腑，以气血亏虚为本，瘀血、痰浊阻络为标。

(一) 气阴两虚，瘀阻脉络证

证候特点：手足麻木，犹如虫行，肢端怕冷或疼痛，以下肢为甚，入夜疼痛加剧，神疲乏力，倦怠，面色苍白，或自汗畏风。舌暗淡，苔薄白，脉细。

治法：益气养阴，活血通络。

代表方：黄芪桂枝五物汤加减。

常用药：黄芪、白芍、石斛、知母益气养阴；桂枝、丹参、鸡血藤、血竭、桃仁活血化瘀；桑枝、木瓜、天麻、丝瓜络、地龙等疏经通络。

加减：气虚重者加生晒参或西洋参、白术；阴虚重者加生地黄、玉竹；偏于上肢加片姜黄、防风、羌活；偏于下肢加木瓜、牛膝、威灵仙。

(二) 肝肾阴虚，痰瘀阻络证

证候特点：手足麻木日久，四肢挛急，疼痛常固定一处，肢端发凉或灼热、部分患者疼痛剧烈，状如针刺，或肌萎缩、无力，头晕目眩，腰酸耳鸣，五心烦热。舌紫暗或有瘀斑，苔白腻，脉沉细或沉涩。

治法：滋养肝肾，活血通络。

代表方：双合汤加减。

常用药：龟甲、生地黄、熟地黄、枸杞子、白芍、知母等滋养肝肾；丹参、桃仁、牛膝、当归、白僵蚕、苏木、木瓜、鸡血藤等活血通络。

加减：筋脉挛急作痛剧烈加全蝎、蜈蚣、鬼箭羽；头晕目眩加天麻、钩藤、夏枯草；腰酸膝软、目涩加女贞子、墨旱莲。

治疗糖尿病周围神经病变的中成药概括如下：

(1) 血府逐瘀胶囊，用于瘀血内阻，手足麻木或状如针刺者等。

(2) 通心络胶囊，用于气虚血瘀络阻，胸闷刺痛，半身不遂或偏身麻木。

(3) 筋骨痛消丸，用于血瘀寒凝型膝关节骨质增生引起的膝关节疼痛、肿胀、活动受限等。

(4) 丹红注射液，用于瘀血闭阻所致的胸痹及手足麻木等病症。

四、糖尿病心脏病变的治疗

糖尿病合并心脏病属于中医“心悸”“胸痹心痛”“真心痛”“水肿”等范畴。糖尿病合并心脏病、糖尿病并发或伴发心脏病者，为疾病迁延日久，累及心脏，因心气阴虚或心脾两虚，致痰浊、瘀血内阻心络，或素体心阴阳亏虚，或久病而致心肾阳虚。本病以气血阴阳两虚为本，气滞、痰浊、血瘀、寒凝为标。

（一）心气阴虚，瘀血阻脉证

证候特点：胸闷胸痛，心悸气短，疲乏无力，口干多饮，大便偏干，舌暗少苔，脉细数或细弦数。

治法：益气养心，理气通脉。

代表方：生脉散和丹参饮加减。

常用药：生晒参、麦冬、五味子、生地黄、白芍益气养阴；丹参、川芎、三七、红景天活血通脉；瓜蒌、薤白、佛手理气化痰宽胸。

加减：神疲乏力明显者，加白术、黄精；五心烦热，形体消瘦者，加北沙参、生地黄、枸杞子；若大便秘结，加麻仁、肉苁蓉。

（二）心脾不足，痰气阻脉证

证候特点：心病时作，心悸气短，乏力，胸胁苦满，脘腹痞胀，二便不爽，纳食不佳。舌淡胖，苔白厚腻，脉弦滑。

治法：健脾化痰，益气通脉。

代表方：香砂六君子汤加减。

常用药：党参、白术、茯苓补益脾气；香附、砂仁、陈皮、半夏、厚朴化痰理中；川芎、丹参活血通脉等。

加减：气短乏力者，加黄芪、升麻；胸部憋闷，加全瓜蒌、薤白；心烦不眠，头重痰多，舌质红，苔黄腻者，加黄连、全瓜蒌、竹茹、枳实；痰瘀互结见舌紫暗、苔白腻者，加桃仁、红花。

治疗糖尿病心脏病的中成药概括如下：

（1）通心络胶囊，用于冠心病心绞痛属心气虚乏，血瘀络阻证。症见胸部憋闷、刺痛、绞痛、固定不移等。

（2）地奥心血康胶囊，用于冠心病、心绞痛，以及瘀血内阻之胸痹、眩晕、气短、心悸等。

（3）速效救心丸，用于气滞血瘀型冠心病、心绞痛。

（4）参松养心胶囊，用于冠心病心律失常属气阴两虚，心络瘀阻证。

（5）芪苈强心胶囊，用于轻、中度心功能衰竭属阳气虚乏，络瘀水停证。

（6）复方丹参滴丸，用于气滞血瘀所致的胸痹，症见胸闷、心前区刺痛等。

五、糖尿病足病的治疗

糖尿病足病属中医“筋疽”“脱疽”等范畴。糖尿病日久，耗伤气阴，五脏气血阴阳俱损，肌肤失养，血脉瘀滞，日久化热，灼伤肌肤和（或）感受外邪致气滞、血瘀、痰阻、热毒积聚，以致肉腐骨枯所致。糖尿病足为本虚标实之证，以气血阴阳亏虚为本，以湿热、邪毒、络阻、血瘀为标，病位在血、脉、筋。故临证辨治要分清标本，强调整体辨证与局部辨证相结合，注意扶正与祛邪并重，创口破溃明显需配合外科清创。

（一）血脉郁阻证

证候特点：四肢麻木疼痛，夜间为甚，肢端皮肤色暗，或肉芽颜色紫暗，舌质紫暗，或有瘀斑瘀点，苔白或白腻，脉沉细。

治法：活血通络止痛。

代表方：桃红四物汤加减。

常用药：当归、生地黄、赤芍、川芎养血活血；桃仁、红花活血化瘀；丝瓜络、地龙通络活血；白芍、牛膝引药下行。

（二）湿热壅盛证

证候特点：患肢皮肤色鲜红，灼热，伴有肿胀疼痛，溃口脓性分泌物较多，或可见痒疹流水，口苦，大便黏滞，二阴湿痒，舌红，苔黄腻，脉滑数。

治法：清热解毒，和营利湿。

代表方：四妙散合五味消毒饮加减。

常用药：生地黄、赤芍、丹皮、当归清热养阴，凉血活血；黄柏、泽泻清热利湿；金银花、玄参、蒲公英清热解毒等。

加减：口苦、胁胀、脉弦合用小柴胡汤；局部红肿甚者加蚤休、土茯苓；麻木者加蜈蚣、白芍。

（三）热毒伤阴，络脉瘀阻证

证候特点：烦渴引饮，消谷善饥，足部红肿热痛，或足趾发黑、溃烂，消瘦，小便频数，大便秘结，舌红绛无苔，或有裂纹，脉细数。

治法：益气养阴，活血通脉。

代表方：四妙勇安汤或顾步汤加减。

常用药：金银花、玄参、甘草清热泻火解毒；当归活血散瘀；牛膝补肝肾、活血祛瘀；赤芍、丹皮清热凉血，活血散瘀；蒲公英、紫花地丁、野菊花清热解毒；皂角刺、白芷、桃仁散结活血。

加减：患肢剧痛者加穿山甲、乳香、没药。

（四）气血两虚证

证候特点：神疲乏力，面色淡白，创面肉芽色淡，舌淡，苔薄白，脉细。

治法：补气养血，活血通络。

代表方：桃红四物汤合人参养荣汤加减。

常用药：地黄、当归、白芍、川芎补血调血；桃仁、红花活血化瘀；党参、黄芪、茯苓、山茱萸、白术益气健脾、补益肝肾等；金银花、连翘、白芷解毒托毒。

加减：偏阳虚者加制附子、肉桂；心烦失眠者加炒枣仁、合欢皮。

(五) 阳虚寒凝证

证候特点：畏寒肢冷，腰膝疼痛，遇寒加重，舌淡胖，苔白腻，脉沉细。

治法：温阳散寒，活血通络。

代表方：阳和汤加减。

常用药：熟地黄、鹿角胶、肉桂、炮姜养血助阳；黄芪、当归益气养血；赤芍、桃仁、红花、地龙、土鳖虫、鸡血藤、水蛭活血通络等。

加减：肢端不温，冷痛明显者，加附子、桂枝；合并高血压者加钩藤、生龙骨、生牡蛎、菊花；合并冠心病者，加丹参、川芎。

治疗糖尿病足病的中成药概括如下：

(1) 龙血竭片，用于跌打损伤，瘀血作痛，妇女气血凝滞，外伤出血，脓疮久不收口。

(2) 云南白药胶囊，用于跌打损伤，瘀血肿痛，外伤出血，以及皮肤感染性疾病。

(3) 毛冬青甲素片，用于治疗缺血性脑血管病、冠心病、心绞痛、心肌梗死、周围血管病等。

(4) 脉络宁注射液，用于血管闭塞性脉管炎、脑血栓，以及下肢深静脉血栓等。

第五节　糖尿病常用中成药

中成药是中药方剂的精华，是方便患者使用的剂型，合理使用可改善患者症状，有助于血糖平稳。中成药的选用也要遵循中医辨证论治的原则，根据不同的证型选择合适的中成药，切忌盲目使用。糖尿病患者中成药建议选用无糖颗粒剂、胶囊剂、浓缩丸或片剂。

1. 玉泉丸

成分：葛根、天花粉、地黄、麦冬、五味子、甘草。

功效：养阴生津，止渴除烦，益气和中。用于消渴病之热盛津伤型。

2. 糖尿灵片

成分：生地黄、天花粉、葛根、麦冬、五味子、南瓜粉、甘草、糯米(炒黄)。

功效：养阴滋肾，生津止渴，清热除烦。用于消渴病之热盛津伤型。

3. 消渴丸

成分：葛根、地黄、黄芪、天花粉、玉米须、南五味子、山药、格列本脲。

功效：滋肾养阴，益气生津。用于消渴病之气阴两虚型。

注意：每次 5～10 丸，每日 2～3 次，饭前 30 min 服用。因其内含有磺脲类降糖药物优降糖，应在医生具体指导下使用。

4. 降糖甲片

成分：黄芪、黄精(酒炙)、地黄、太子参、天花粉。

功效：补中益气，养阴生津。用于消渴病之气阴两虚型。

5. 参芪降糖颗粒

成分：人参(茎叶)皂苷、五味子、黄芪、山药、地黄、覆盆子、麦冬、茯苓、天花粉、泽泻、枸杞子。

功效：益气养阴，滋脾补肾。用于消渴病之气阴两虚型。

6. 金芪降糖颗粒

成分：黄连、黄芪、金银花。

功效：清热益气。用于消渴病之气虚内热型。

7. 降糖舒胶囊

成分：人参、枸杞子、黄芪、刺五加、黄精、益智仁、牡蛎、地黄、熟地黄、葛根、丹参、荔枝核、知母、生石膏、芡实、山药、玄参、五味子、麦冬、乌药、天花粉、枳壳。

功效：滋阴补肾，生津止渴。用于消渴病之气阴两虚型。

8. 甘露消渴胶囊

成分：熟地黄、地黄、枸杞子、地骨皮、山茱萸、玄参、人参、党参、黄芪、菟丝子、天花粉、当归、黄连、白术、桑螵蛸、天冬、麦冬、泽泻、茯苓。

功效：滋阴补肾，健脾生津。用于消渴病之肾阴亏损型。

9. 六味地黄丸

成分：熟地黄、酒萸肉、牡丹皮、山药、茯苓、泽泻。

功效：滋阴补肾。用于消渴病偏肾阴虚证。

10. 金匮肾气丸

成分：地黄、山药、山茱萸(酒炙)、茯苓、牡丹皮、泽泻、桂枝、附子(炙)、牛膝、车前子(盐炙)。

功效：温补肾阳，化气行水。用于消渴病偏肾阳虚证。

11. 糖脉康颗粒

成分：黄芪、地黄、赤芍、丹参、葛根、桑叶、淫羊藿等。

功效：养阴清热，活血化瘀，益气固肾。用于糖尿病之气阴两虚兼血瘀证。

12. 芪蛭降糖胶囊

成分：黄芪、地黄、黄精、水蛭。

功效：益气养阴，活血化瘀。用于消渴病之气阴两虚兼血瘀证。

第十四章　糖尿病治疗的临床经验、特色及用药

第一节　临床经验及特色

一、临证经验

(一)“治未病”思想贯穿糖尿病治疗始终

治未病是中医的特色,主要思想是未病先防和既病防变。治未病的思想应贯彻于糖尿病治疗的始终。定期体检可尽早诊断糖尿病前期,除常规的饮食、运动干预外,及时运用中药进行防治可减少糖尿病的发生。糖尿病中后期可伴有多种并发症,故在治疗过程中除了着眼于控制血糖,还应注意观察脏腑气血阴阳之变化,谨调五脏,减少或延缓并发症的发生。对于已发生并发症的患者,运用中医活血化瘀、化痰、通络等特色疗法进行干预,防止其进一步发展。

(二)重视饮食及运动疗法

饮食不节是糖尿病形成的一个重要原因,《素问・奇病论》中就已提到:“此肥美之所发也,此人必数食甘美而多肥也,肥者令人内热,甘者令人中满,故其气上溢,转为消渴。”而在《千金方》时就已将饮食提到消渴治疗的首位,后代医家更是有许多“食治消渴”的论述。故糖尿病患者无论病情轻重,都应长期坚持合理的饮食控制并结合饮食疗法,养成科学的、有规律的饮食习惯,不偏食、不挑食,主食粗细搭配,副食荤素搭配。饮食不过饱,少食肥甘滋腻之品,必要时可少食多餐,不宜饮酒,少吃零食。

除了饮食,适当的运动在糖尿病综合管理中也占有十分重要的地位。适量、规律的运动可增加胰岛素敏感性,有助于控制血糖,减少心血管危险因素,减轻体重,提升幸福感。糖尿病患者不宜进行太过剧烈的无氧运动,而传统运动如太极拳、八段锦、五禽戏、六字诀等,作为流传千年的古代导引术和吐纳术,以阴阳五行、气血经络等理念为指导思想,动作柔和舒缓,非常适合糖尿病患者颐养性情,强身健体。

（三）"补肾"治疗消渴

汉代张仲景《金匮要略》中的肾气丸为补肾治疗消渴病开了先河。唐代王焘《外台秘要》云："消渴者，原其发病，此责肾虚所致……腰肾既虚冷，则不能蒸于上，谷气则尽下为小便者也，故甘不变。"这指出消渴病病机在于"腰肾虚冷"。

名医张景岳、赵献可、李中梓等均主张消渴病宜补肾。张景岳指出："阳虚之消，谓宜补火，则人必不信，不知釜底抽薪，氤氲彻顶，槁木得雨，生意归巅，此无他，皆阳气之始然。""若火衰不能化气，气虚不能化液者，犹当以右归丸、右归饮、金匮肾气丸之类主之。"赵献可力主三消肾虚学说，反对滥施苦寒，提出"治消之法，无分上、中、下，当先治肾为急"。李中梓在《证治汇补》中亦指出："盖五脏之津液，皆本于肾。故肾气上升而润肺，肾冷则气不升而肺枯，故肾气丸为治消渴之良方也。"

（四）清热不可过用苦寒，益气不可过用温燥

糖尿病虽有燥火，但因虚致实者多，当以滋阴为主，"壮水之主，以制阳光"，不宜过用苦寒。若过用苦寒攻下之剂以清热，易败伤脾胃，伤气耗津，如需使用黄连，多用小剂量干姜反佐护胃。益气温阳不可过用温燥。对于脾肾阳气亏虚者，宜甘温益气为主，常配以养阴之剂，阴中求阳。且健脾应注意升清，益肾注意摄精。一般不用辛温燥热药如干姜、半夏、桂枝、细辛、麻黄等，如需使用应注意配伍，以免进一步耗伤阴液，导致病情加重。

（五）活血化瘀法的运用

糖尿病患者多伴有瘀血的病变，瘀血是贯穿糖尿病发病始终的重要病机。在糖尿病的治疗中，活血化瘀法得到了广泛的重视和运用。对于各种证型中见舌紫暗，或有瘀点瘀斑，或舌下络脉增粗，脉涩或结或代，及兼见其他瘀血证候者，均可酌加活血化瘀的方药，如丹参、川芎、郁金、红花、泽兰、鬼箭羽、山楂等，或可配用降糖活血方（方中用丹参、川芎、益母草活血化瘀，当归、赤芍养血活血，木香行气导滞，葛根生津止渴）。

（六）改善体质，平稳血糖

体质辨识是近年中医热点之一，通过辨别体质，有针对性地进行中药调理，可有效改善患者体质，对糖尿病前期、糖尿病血糖不稳定、糖尿病慢性并发症均有一定的帮助。尤其是患者仅有血糖升高而临床症状不明显时，调理体质即可作为一个很好的切入点。王琦教授的"九种体质学说"，将人群分为平和体质、气虚体质、阴虚体质、阳虚体质、痰湿体质、湿热体质、气郁体质、血瘀体质及特禀体质九种，根据不同体质进行不同的调养对人体的健康有促进作用。体质与疾病的证型不同，体质影响证型的形成及疾

病的发展，疾病反过来也会影响体质。治病与调理体质配合能给患者带来更大的益处。

二、临证特色

消渴与肺、脾、肾三脏相关，与肾最为密切。肾为先天之本，主藏精而内蕴元阴元阳，肾阴亏虚则虚火内生，上灼心肺则烦渴多饮，中灼脾胃则胃热消谷。肾主藏，肾虚开合失司，则水谷精微直趋下泄，随小便而排出体外。故临证时应特别重视肾虚在糖尿病发病中的作用，善用补肾方。

地黄丸系列是指以六味地黄丸为基础方进行加减而具有各自特点的地黄丸，包括六味地黄丸、杞菊地黄丸、知柏地黄丸、麦味地黄丸、明目地黄丸、桂附地黄丸，以及金匮肾气丸等。临床中肾虚消渴者，可加减化裁使用汤剂或者丸剂，疗效甚佳。

（一）六味地黄丸用于肾阴虚证

本方由滋补肾阴的熟地黄、补益肝肾的山茱萸、补脾固肾的山药、利湿泄热的泽泻、渗湿健脾的茯苓、清泄虚热的丹皮六味中药组成。中医认为阴虚是由于阴精亏损而导致阳盛阴衰的虚热证候，肾藏精，主水。肾阴虚者既有发热盗汗、口燥咽干等热证，又有眩晕耳鸣、腰膝酸软、失眠遗精等虚证。六味地黄丸六药合用、三补三泻，适于肾阴虚之消渴患者，脾肾阳虚者不可服用。

（二）金匮肾气丸用于肾阳虚证

源于汉代张仲景《金匮要略》的肾气丸可谓地黄丸的鼻祖。它由炮附子、桂枝、干地黄、山茱萸、泽泻、丹皮、山药、茯苓八味药组成。方中地黄等六味药物滋补肾阴，配合小剂量附子、桂枝，取“少火生气”之意，故命之为“肾气丸”，如此配伍组方是本着阴阳互根的原理，阴阳并补，使得“阳得阴助，而生化无量”。此方虽只比六味地黄丸多了两味药，但治疗的方向则完全相反。六味地黄丸主要治疗肾阴虚；而金匮肾气丸则主治肾阳虚，适用于消渴患者腰膝冷痛、小便清长、大便稀烂、阳痿、滑精等肾阳不足证。若以肉桂易桂枝，则为桂附地黄丸，则温火助阳、散寒止痛之力更强。

（三）知柏地黄丸用于阴虚火旺证

本方由六味地黄丸加知母、黄柏组成。知母、黄柏具有清热泻火、滋阴润燥的作用，使其在滋补肾阴的基础上增加了降火功效，适用于阴虚火旺证之消渴，即除了六味地黄丸适用的头晕耳鸣、腰酸腿软等症状外，又有明显的潮热盗汗、口干舌燥、皮肤干燥等。但阳虚寒证、实热证者忌服，不宜久服，以防滋腻碍脾，寒凉伤胃。

（四）麦味地黄丸用于肺肾阴虚证

本方是消渴患者伴咳嗽、气喘等肺虚症状的良药。在六味地黄丸的基础上增加养阴润肺的麦冬和益气生津的五味子，使其在滋补肾阴的基础上增加了益气润肺的功效。中医认为金生水，麦冬、五味子补金生水。消渴肺阴虚者除了有口干、多饮症状之外，还可出现干咳带血、午后潮热等症状，此时适宜使用麦味地黄丸。

（五）归芍地黄丸用于阴血亏虚证

本方在六味地黄丸的基础上增加了养血柔肝的当归和白芍，使其在滋补肾阴的基础上增加了补阴血的功效，适用于阴血亏虚证之消渴患者。中医认为血是维持神志活动的物质基础，具有营养和滋润全身的生理功能。阴血亏虚者除肾阴虚证外还可出现出血色红、月经不调等血热证，归芍地黄丸对消渴女性患者之阴虚血热证十分适宜。

（六）杞菊地黄丸用于肝肾阴虚证

本方在六味地黄丸的基础上增加了补肾养肝的枸杞子和清热平肝的菊花，使其在滋补肾阴的基础上增加了平肝、滋水、明目的功效。中医认为肝藏血，开窍于目。肝肾阴虚除肾阴虚证外还出现头晕目眩、耳聋眼花等症；还可用于伴有肝肾阴虚症状的白内障、视神经萎缩、干眼症患者。

（七）明目地黄丸用于阴亏目疾证

本方是在杞菊地黄丸的基础上增加了养血活血的当归、白芍，还有平肝明目通络的白蒺藜、石决明等，进一步增强了清肝明目的功效。中医认为肝藏血、肾藏精、肝肾阴虚、精血不足，不能滋养于目，此方尤其适用于消渴患者肝肾阴亏所致的眼病，如糖尿病视网膜病变、老年性白内障、视网膜黄斑退行性病变、青光眼、干眼症、玻璃体混浊等，出现视物疲劳、目涩畏光、视物模糊、迎风流泪等症状者。

（八）济生肾气丸用于阳虚水泛证

本方是由桂附地黄丸加牛膝、车前子，且增加茯苓用量组成，处方源于宋代严用和《济生方》。牛膝补益肝肾，车前子利尿，全方温补肾阳、化气行水之功效，适用于肾阳虚衰所致的水肿、小便不利、腰膝酸软、畏寒肢冷、阳痿等症。

（九）七味都气丸用于肾精不固证

本方是在六味地黄丸的基础上增加五味子而成。五味子有补益固涩之功，故本方能纳气平喘，涩精止遗，适用于消渴患者肾不纳气而见气喘、小便频数等症，以及肾精不固而见遗精、盗汗等症。

(十) 耳聋左慈丸用于肝阳上扰证

本方即六味地黄丸加煅磁石、竹叶、柴胡，适用于治疗消渴患者肝肾阴虚、肝阳上扰而见耳聋耳鸣，头晕目眩等症。

第二节　常用药

早在《神农本草经》中就有对消渴用药的认识，历代医家在消渴的治疗中积累了丰富的经验，在此基础上的现代药理研究不仅证实了古人的经验，也在一定程度上揭示了中药降糖及治疗消渴的机制。中药除了具有温和的降糖作用，还能有效预防和治疗糖尿病引起的各种并发症。中药来源广泛、疗效稳定、不良反应少，有着化学药物所不可代替的综合优势和广阔的应用空间，值得深入研究探索。近年来，中药单体成分抗糖尿病的研究重点主要集中在多糖、生物碱、皂苷、黄酮、萜类等方面。研究单味中药降糖活性成分及其药理作用，对开发新型抗糖尿病中药制剂是非常必要的。随着分离提纯技术的不断发展，从中药中寻找高效稳定、毒副反应小的降糖活性成分已成为研究开发治疗糖尿病药物的新方向。当然，降糖药物的叠加并不一定能控制血糖，还是要在辨证论治的基础上适当选择。

一、单药

1. 黄芪

本品为豆科多年生草本植物黄芪和内蒙黄芪的根，味甘，性微温，归脾、肺经，补气升阳，益气固表，托毒生肌，利水退肿。主治：脾气虚证；肺气虚证；气虚自汗；气血亏虚，疮疡难溃难腐，或溃久难敛。内服：煎服，10～15 g，大剂量可用 30～60 g。

【配伍经验】

黄芪配伍党参、白术，治疗消渴脾气虚弱；配伍天花粉、知母、葛根，治疗消渴气阴两虚；配伍山药、茯苓，治疗消渴肺脾气虚；配伍附子，治疗消渴气阴两虚；配伍山药、生地黄、天花粉、五味子，治疗消渴阴虚口渴明显者；配伍熟地黄、黄柏，治疗消渴阴虚盗汗；配伍党参、肉桂、当归，治疗消渴疮疡溃久不敛。

【药理作用】

经动物研究发现，黄芪多糖具有调节血糖、保护心脏及肾脏和预防 1 型糖尿病的作用[1]。通过改善 1 型糖尿病小鼠的细胞免疫和体液免疫功能状态，减少胰岛 β 细胞凋亡，保护再生 β 细胞免受损伤，从而增加胰腺 β 细胞总质量[2]。另有实验表明，黄芪多糖可降低糖尿病大鼠血糖水平，也可通过降低血清 IL－1β、IL－6 水平从而改善胰岛素抵抗。

2. 生地黄

本品为玄参科植物地黄及怀庆地黄的根，味甘、苦，性寒，归心、肝、肾经，滋阴清热，凉血止血。主治：热入营血，口干舌绛；血热妄行，斑疹吐衄；津伤口渴，内热消渴。内服：煎服，10～30 g，或以鲜品捣汁入药。

【配伍经验】

生地黄配伍山药、黄芪、山茱萸，治疗消渴阴虚内热，烦渴多饮；配伍熟地黄，治疗消渴肝肾阴虚；配伍玄参、麦冬，治疗消渴阴伤，心烦口渴；配伍乌梅，治疗消渴阴虚内热之口渴多饮；配伍大黄，治疗消渴心胃火炽；配伍黄柏，治疗消渴肝肾阴虚；配伍升麻，治疗消渴肺胃热盛。

【药理作用】

地黄具有明显的降糖作用，特别对糖尿病小鼠，降糖率明显。地黄提取物对大鼠及小鼠的四氧嘧啶性糖尿病有降血糖作用。从地黄提取的对自发性糖尿病小鼠具有降糖活性的地黄苷 D、煎剂、浸剂或浸润膏，给家兔灌胃或注射后，能降低正常血糖和由肾上腺素引起的高血糖。地黄低聚糖不仅可以调节实验性糖尿病的糖代谢紊乱，亦可调节生理性高血糖状态。

3. 玄参

本品为玄参科植物玄参的根，味苦、甘、咸，性寒，归肺、胃、肾经，清热凉血，滋阴降火，解毒散结。内服：煎服，10～15 g，或入丸散。

【配伍经验】

玄参配伍麦冬，治疗消渴阴虚、舌红少苔；配伍苍术，治疗消渴脾气虚，清浊不分之尿浊如膏及消渴并发目翳；配伍生地黄，治疗消渴阴虚口渴；配伍升麻，治疗消渴阴虚津伤、虚火上浮；配伍生地黄、赤芍、菊花、青葙子，治疗消渴视物有黑花，状如飞蚊。

【药理作用】

动物实验证明，玄参有降低血糖的作用。家兔皮下注射玄参浸膏 5 g/kg，可引起血糖轻微下降，但效果不及地黄。

4. 黄连

本品为毛茛科植物黄连、三角叶黄连或云连的干燥根茎，味苦，性寒，归心、脾、胃、肝、胆、大肠经，清热燥湿，泻火解毒。主治：肠道湿热所致的腹泻痢疾，呕吐；热病热盛火炽，壮热烦躁，甚至神昏谵语，痈肿疮毒，疔毒内攻，耳目肿痛诸症；胃火炽盛，消谷善饥，烦渴多饮的中消证。内服：煎服，2～10 g，煎服或入丸散。外用适量。本品大苦大寒，过用或服用较久，易导致败胃。凡胃寒呕吐，脾虚泄泻之证均忌用。

【配伍经验】

黄连配伍麦冬，治疗胃火炽盛，消谷善饥；配伍生地黄，治疗消渴肾阴不足，心胃火旺；配伍竹茹，治疗消渴中焦痰热；配伍龙胆草，治疗消渴肝经热盛证；配伍大黄，治疗消渴心火亢盛证；配伍阿胶，治疗消渴阴虚火旺之心神不宁，心烦不眠；配伍黄芩，治疗消渴肺胃热盛；配伍石膏，治疗消渴肺胃热盛，口渴欲饮；配伍知母，治疗消渴胃火炽盛；配伍葛根，治疗消渴胃热阴伤口渴；配伍肉桂，治疗消渴心肾不交之失眠。

【药理作用】

熊雄等采用水提醇沉法提取黄连多糖，发现黄连多糖能有效抑制 α-淀粉酶对可溶性淀粉的降解，其活性优于降糖药物阿卡波糖[3]。而黄连的另一种成分黄连素不仅具有确切的降糖效用，而且还能有效改善糖尿病及其并发症的各种症状。张日东等在临床中发现黄连素对远端肠道黏膜的生长、修复有其作用，表明黄连素可能通过肠道促使 GLP-1 分泌而发挥降糖作用[4]。

5. 黄柏

本品为芸香科植物黄皮树及黄柏除去栓皮的树皮，味苦，性寒，归肾、膀胱、大肠经，清热燥湿，泻火解毒。主治：湿热带下，热淋涩痛；湿热泻痢，黄疸；湿热脚气，痿症；骨蒸劳热，盗汗，遗精；疮疡肿毒，湿疹瘙痒。内服：煎服，3～10 g，或入丸散。

【配伍经验】

黄柏配伍黄连，治疗消渴湿热内盛；配伍滑石，治疗消渴湿热疮疡；配伍龟板，治疗消渴肝肾阴虚，腰膝酸软；配伍生地黄，治疗消渴肾阴不足，虚火内炽；配伍熟地黄、盐水炒知母、龟板，治疗消渴阴虚低热、腰酸。

【药理作用】

黄柏对正常小鼠、自发性 KK 小鼠和四氧嘧啶实验性糖尿病小鼠有降血糖作用。降糖机制为抑制肝糖原异生和(或)促进外周组织的葡萄糖酵解，并有抗升糖激素作用和促进胰岛 β 细胞再生和功能恢复作用。

6. 黄精

本品为百合科植物黄精、多花黄精(囊丝黄精)及滇黄精的根茎，味甘，性平，归肺、脾、肾经，补脾益气，润肺生津，补肾填精。主治：阴虚肺燥，干嗽少痰，肺肾阴虚，劳嗽久咳；脾胃虚弱；肾精亏虚，内热消渴。内服：煎服，10～20 g；鲜者 30～60 g。

【配伍经验】

黄精配伍沙参，治疗消渴阴虚肺燥症；配伍党参、白术，治疗消渴脾胃气虚证；配伍石斛、麦冬、山药，治疗脾胃阴虚证；配伍生地黄、麦冬、天花粉，治疗内热消渴；配伍玉竹，治疗消渴气阴两虚证；配伍何首乌，治疗消渴肝肾阴虚之头晕目眩、心悸失眠；配伍枸杞子，治疗消渴肝肾不足；配伍天花粉、知母、石膏，治疗消渴热甚；配伍生黄芪、西洋参、山药、石斛，治疗消渴气阴两虚。

【药理作用】

李友元等发现黄精多糖可以显著降低实验室小鼠血糖及血清糖化血红蛋白浓度，并明显升高血清胰岛素及 C 肽水平。黄精多糖可能为糖基化损伤的抑制剂，可通过促进胰岛素及 C 肽的水平而降血糖[5]。

7. 人参

本品为五加科多年生草本植物人参的根，味甘、微苦，性微温，归肺、脾经，大补元气，补肺健脾，生津止渴，安神益智。主治：元气虚脱症，肺脾心肾气虚证，热病气虚津伤口渴及消渴症。内服：5～10 g，宜文火另煎，将参汁兑入其他药汤内饮服；研末吞服，每次1～2 g，日服2～3次。

【配伍经验】

人参配伍麦冬、五味子，治疗消渴气阴两虚；配伍白术、茯苓，治疗消渴脾肺气虚；配伍黄芪、白术，治疗消渴心脾气血两虚；配伍知母、石膏，治疗消渴热伤气津；配伍阿胶，治疗消渴肺肾阴虚；配伍莲子，治疗消渴气虚便溏；配伍鹿茸，治疗消渴日久肾阳亏虚；配伍天花粉、山药、生地黄，治疗消渴气阴两虚；配伍丹参、红花，治疗消渴气虚血瘀；配伍柏子仁、酸枣仁，治疗消渴健忘失眠。

【药理作用】

人参多糖可促进胰岛素分泌。其降糖作用可能与其增强线粒体氧化磷酸化作用，以及反应呼吸链中段和末端活性状态的两个重要呼吸酶——琥珀酸脱氢酶、细胞色素氧化酶的活性，从而加速糖的有氧代谢过程有关[6]。目前研究还发现人参能抑制食欲、延缓肠道对葡萄糖和脂肪的吸收，此外还能影响糖脂代谢通路，增加葡萄糖的摄取及消耗，增强葡萄糖刺激的胰岛素分泌和抗胰岛β细胞的凋亡作用等[7]。

8. 白术

本品为菊科植物白术的根茎，味甘、苦，性温，归脾、胃经，健脾益气，燥湿利尿，止汗，安胎。主治：脾气虚证；气虚自汗；脾虚胎动不安。内服：煎服，6～12 g。

【配伍经验】

白术配伍人参、茯苓，治疗消渴气虚证；配伍黄芪、石斛，治疗消渴阴虚盗汗；配伍扁豆、薏苡仁、砂仁，治疗消渴脾虚泄泻。

【药理作用】

李燕等研究发现，白术提取物中的白术总多糖可以有效增加糖尿病鼠模型的胰岛素敏感性，从而达到降低血糖的目的[8]。

9. 茯苓

本品为多孔菌科植物茯苓的菌核，味甘、淡，性平，归心、肺、脾、肾经，健脾和中，宁心安神，利水渗湿。主治：水肿；痰饮；脾虚泄泻；心悸，失眠。内服：煎服，10～15 g。

【配伍经验】

茯苓配伍黄芪、远志，治疗消渴心脾两虚；配伍山药、白术、薏苡仁，治疗消渴脾气虚；配伍人参、白术、甘草，治疗消渴脾肺气虚，倦怠乏力，食少便溏；配伍附子、生姜，治疗消渴后期脾肾阳虚之水肿。

【药理作用】

茯苓有降低血糖作用，降糖活性成分与茯苓酸有关。茯苓水浸膏及乙醇浸膏对家兔有降血糖作用。

10. 鬼箭羽

本品为卫矛科植物卫矛具木栓质翅状物的枝条或翅状物，味苦，性寒，归肝经，破血，通经，止痛，杀虫。主治：经闭，癥瘕，产后瘀滞腹痛，虫积腹痛。内服：煎服，4～9 g。

【配伍经验】

鬼箭羽配伍当归、红花、益母草，治疗消渴脉络瘀阻；配伍蒲公英、紫花地丁、金银花，治疗消渴疮肿；配伍白蒺藜、地肤子、蛇床子，治疗消渴皮肤瘙痒。

【药理作用】

鬼箭羽提取物草酰乙酸钠能通过刺激胰岛β细胞分泌胰岛素降低血糖，在降低2型糖尿病血糖的同时对血瘀证亦具有一定的改善和治疗作用[9]。

11. 葛根

本品为豆科多年生落叶藤本植物葛的根，味甘、辛，性平，归脾、胃经，解肌退热，透疹发汗，生津止渴，升阳止泻。主治：外感表证，头痛项强，麻疹不透，热病口渴，阴虚消渴，热泄热痢，脾虚泄泻。内服：煎服，10～12 g，或入丸、散。

【配伍经验】

葛根配伍天花粉、鲜地黄、麦冬、芦根，治疗消渴阴精不足，津伤口渴；配伍黄芪、党参，治疗消渴气阴不足，口渴多饮，体瘦乏力；配伍丹参，治疗消渴兼瘀，项背不舒，胸痹心痛；配伍山药、白术，治疗消渴脾虚泄泻；配伍石膏、知母、甘草，治疗消渴热甚烦渴。

【药理作用】

葛根素可能通过提高脂肪细胞葡萄糖转运蛋白4的表达，从而提高外周组织对葡萄糖的摄取和利用，促进肝脏糖原的合成来降低血中葡萄糖的浓度[10]。光谱研究实验表明其对α-葡萄糖苷酶的抑制效果与阳性对照物阿卡波糖相当[11]。

12. 天花粉

本品为葫芦科植物瓜蒌的根，味苦、酸，性凉，归肺、胃经，生津止渴，降火润燥，排脓消肿。主治：热病口渴，消渴，黄疸，肺燥咳血，痈肿。内服：煎服，9～12 g；或入丸、散。外用：研末撒或调敷。脾胃虚寒大便滑泄者慎服，反乌头。

【配伍经验】

天花粉配伍南、北沙参治疗消渴阴伤燥热；配伍鲜石斛、芦根治疗消渴阴虚，口干明显者；配伍生、熟地黄，党参，玄参，玉竹治疗消渴燥热伤阴；配伍黄芪、西洋参治疗消渴气阴两伤；配伍枸杞子治疗消渴肝肾阴虚；配伍葛根、丹参治疗消渴血瘀者；配伍连翘、穿山甲治疗消渴疮疡未溃；配伍黄芪、生甘草治疗消渴疮疡已溃。

【药理作用】

天花粉制剂对由四氧嘧啶所致大鼠高血糖病理模型具有明显的降血糖作用，天花粉中降血糖有效成分天花粉凝集素具有凝血活性，并有降血糖的胰岛素样作用。

13. 玉竹

本品为百合科植物玉竹的根茎，味甘，性微寒，归肺、胃经，养阴润肺，益胃生津。主治：肺阴虚证，胃阴虚证。内服：煎服，10～15 g。

【配伍经验】

玉竹配伍沙参、麦冬、桑叶治疗消渴阴虚肺燥证；配伍石膏、知母、麦冬、天花粉治疗消渴胃阴虚证；配伍生地黄、枸杞子治疗消渴口渴多饮。

【药理作用】

玉竹多糖对胰岛素细胞的破坏有抑制作用，可改善胰岛素功能，对治疗糖尿病有一定的效果，虽其改善及治疗速度不及二甲双胍，但玉竹多糖降血糖缓慢，更适合老年糖尿病患者[13]。

14. 桑叶

本品为桑科落叶小乔木植物桑树的叶，味苦、甘，性寒，归肺、肝经，疏散风热，清肝明目。主治：风热感冒，头痛，咳嗽，肺热燥咳，肝阳眩晕，目赤昏花及血热妄行吐血、衄血。内服：煎服，10～15 g，或入丸、散；外用：煎水洗。

【配伍经验】

桑叶配伍沙参、贝母，治疗燥热伤肺，咽干口燥；配伍石膏、麦冬、阿胶，治疗消渴肺胃热盛伤津，口渴多饮；配伍黑芝麻，治疗消渴肝阴不足，眼目昏花；配伍石决明、车前子，治疗消渴阴虚阳亢。

【药理作用】

桑叶总多糖可以使四氧嘧啶高血糖小鼠肝糖原含量提高，促使肝内葡萄糖的含量成分降低，实验证明桑叶总多糖对四氧嘧啶高血糖小鼠的糖代谢有一定的疗效[14]。

15. 地骨皮

本品为茄科植物枸杞或宁夏枸杞的根皮，味甘，性寒，归肺、肾经，清虚热，泻肺火。主治：阴虚发热，盗汗骨蒸；肺热咳嗽；血热出血证。内服：煎服，6～15 g。

【配伍经验】

地骨皮配伍生地黄、天花粉、五味子治疗内热消渴；配伍知母治疗消渴肺热烦渴；配伍桑白皮治疗消渴肺热阴伤；配伍白薇治疗消渴阴虚发热；配伍黄连治疗消渴肝肾阴虚，骨蒸潮热；配伍石膏、黄连治疗消渴身体虚羸，烦热口干，多食易饥，睡卧不安；配伍石膏、小麦治疗消渴口唇干燥；配伍瓜蒌根、芦根、麦冬治疗消渴渴甚。

【药理作用】

地骨皮水煎剂能有效对抗四氧嘧啶对胰岛 β 细胞的毒性作用而降低血糖，可使超氧化物歧化酶（superoxide dismutase，SOD）活性明显升高，过氧化脂质丙二醛（malondialdelyde，MDA）水平降低；同时对胰岛的组织形态学结构有明显改善的作用，对四氧嘧啶导致的胰岛损伤有保护或修复作用，从而达到降低血糖的作用[15]。

16. 荔枝核

本品为无患子科植物荔枝的成熟种子，味辛、微苦，性温，归肝、胃经，行气散结，散寒止痛。主治：疝气痛，睾丸肿痛；胃脘久痛，痛经，产后腹痛。内服：煎服，4.5～9 g；或入丸、散剂。

【配伍经验】

荔枝核配伍山药、天花粉、鸡内金治疗消渴脾肾两虚，兼夹肝郁证者；配伍生地黄、白僵蚕、生黄芪治疗消渴肾精亏虚，气虚血瘀证。

【药理作用】

荔枝核干浸膏水溶液对静脉注射 4%四氧嘧啶引起的糖尿病大鼠血糖有显著的降低作用。

二、对药

对药是指临床上经常固定搭配使用的两味或三味药，此二味药常常"相须"或"相使"，二药合用，比单药效力更佳。在糖尿病的治疗中，以下对药在临床较为常用。

1. 苍术、玄参

苍术苦温燥湿，辛香发散，功专健脾燥湿，升阳散郁，祛风明目；玄参咸寒，质润多液，功擅滋阴降火，泻火解毒，软件散结，清利咽喉。苍术突出"燥"，玄参侧重"润"。两药伍用，以玄参之润制苍术之燥，又以苍术之温制玄参之滞腻。二药合参，一润一燥，相互制约，相互促进，健中宫、止漏浊，降糖效佳。

2. 黄芪、山药

黄芪甘温，补气升阳，利水消肿，而偏于补脾阳；山药甘平，补脾养肺，养阴生津，益肾固精，而侧重于补脾阴。二药伍用，一阳一阴，阴阳结合，相互促进，相互转化，共收健脾胃、促运化，敛脾精、止漏浊，降血糖、除尿糖之功。

3. 黄芪、葛根

黄芪益气降糖，生血生肌，排脓内托，善治疮疡日久，内陷不起，或溃烂流脓，久久不愈之证；葛根轻扬升发，既能升发清阳之气，引内陷之邪外出，又能疏通足太阳膀胱经之经气，改善外周血液循环，缓解肌肉血管痉挛。二药伍用，益气升阳，舒缓筋肉拘挛，改善血液循环，促进祛腐生肌，并有明显的降糖作用。

4. 葛根、丹参

葛根清阳升发，能解肌退热，生津止渴，滋润筋脉，扩张心脑血管，改善血液循环，降低血糖；丹参活血祛瘀，化瘀生新，凉血消痈，镇静安神，降低血糖。二药合用，相互促进，活血化瘀，祛瘀生新，降低血糖并能改善糖尿病大血管、微血管病变症状。

5. 黄连、干姜

黄连苦寒，清热燥湿、泻火解毒；干姜大辛大热，辛温散寒、温中回阳。干姜可制黄连苦寒伤胃，二药合用，共奏辛开苦降，寒热并调之功。用时需注意两药比例：若胃热重，黄连干姜之比宜为6∶1；若胃热不甚，可调整为3∶1；若胃寒明显，两者剂量可为1∶1；若中焦气机郁滞较重，以开郁为主，两者比例可为1∶3。

6. 黄连、半夏

黄连苦寒，清热燥湿，泻火解毒，和胃止呕。半夏辛温，降逆止呕，燥湿化痰，消痞散结。半夏既可制约黄连苦寒清热而不寒凝，又可增强黄连清热燥湿的作用。二药为伍，辛开苦降、化湿泻热、斡旋气机、升清降浊、解郁化滞，共奏清热涤痰开结、消膏降浊之功。

7. 黄连、肉桂

黄连苦寒，善于清心热；肉桂温热，长于和心血、补命火。二药合用，辛苦配伍，寒热并用，相辅相成，有泻南补北、交通心肾之妙。失眠为血糖难控的重要因素之一，对于心火独亢的失眠患者，此药对可明显改善患者睡眠质量，达到控制血糖的目的。

8. 黄连、吴茱萸

黄连苦寒，清热燥湿，泻火解毒，清心除烦。吴茱萸温中散寒，下气止痛，降逆止呕。两药寒热相配，剂量通常为黄连多，吴茱萸少，一主一辅，一寒一热，辛开苦降，相反相成，黄连苦寒泻火为君，佐以辛热之吴茱萸，既能降逆止呕，制酸止痛，又能制约黄连之过于寒凉；两味药配合，一清一温，苦降辛开，以收相反相成之效。

9. 柴胡、黄芩

柴胡气味轻清，善宣透，能疏解少阳郁滞，助少阳之气外达；黄芩苦寒，能清胸腹蕴热，使少阳之火清于里。两者相伍，一开一阖，一升一降，促少阳之枢运转，共奏开郁清胃之功，宜用于肝郁胃热的糖尿病患者。

10. 知母、黄柏

黄柏苦寒，清热燥湿、泻火解毒，善泻肾火，清下焦湿热；知母甘寒，滋肾润燥，上润肺燥、泻肺火，中清胃火、除烦渴，下滋肾阴、润肾燥而退骨蒸。两者相须为用，为清泻肾火之良剂，有降糖之功效。

11. 石膏、知母

石膏甘辛而淡、体重而降、气浮又升，性大寒，善清肺胃之热，又偏走气分，以清气分实热。知母甘苦寒、质润多液，既升又降，上清肺热，中清胃热，下泻相火。二药配伍，增强清泻气分大热之效，宜用于阳明经热，或温热病气分热盛，燥热津伤的糖尿病患者。

12. 玄参、麦冬

玄参咸寒，滋阴降火，软坚散结，清热解毒，清利咽喉；麦冬甘寒，清心润肺，养胃生津，解烦止渴。玄参色黑，偏于入肾；麦冬色白，侧重入肺，又兼走胃。二药配伍，一肾一肺，金水相生，上下既济，养阴生津，润燥止渴甚妙。

13. 鲜地黄、淫羊藿

鲜地黄味厚气薄，滋阴清热，养血润燥，凉血止血，生津止渴；淫羊藿辛香甘温，补肾助阳，强壮健身，祛湿散寒，舒筋通络。鲜地黄以补阴为主，淫羊藿以补阳为要。二药配伍，一阴一阳，阴阳俱补。

14. 熟地黄、山茱萸

熟地黄甘温，味厚气薄，补血生精，滋阴补肾；山萸肉酸温，温而不燥，补益肝肾，收敛元气，振奋精神，固涩防脱。熟地黄以补肾填精为主，山萸肉以敛精为要。二药参合，一补一敛，滋阴益精，秘摄下元，治糖尿病甚妙。

15. 绿豆衣、薏苡仁

绿豆衣质轻气寒，善清脏腑经络、皮肤、脾胃之热毒；薏苡仁甘淡渗利，善清肺热、除脾湿，以健脾化湿，利水消肿。二药配伍，益脾胃、促脾运、清虚热、解毒热，共奏除消渴之效。

第三节　名家经验方

一、古方选录

1. 白虎汤(《伤寒论》)

[组成] 知母(六两)，石膏(一斤，碎)，甘草(二两，炙)，粳米(六合)。

[功用] 清热生津。

2. 白虎加人参汤(《伤寒论》)

[组成] 知母(六两)，石膏(一斤，碎)，甘草(二两，炙)，粳米(六合)，人参(三两)。

[功用] 清热益气生津。

3. 调胃承气汤(《伤寒论》)

[组成] 大黄(四两，去皮，清酒浸)，甘草(二两，炙)，芒硝(半升)。

[功用] 缓下热结。

4. 大柴胡汤(《伤寒论》)

[组成] 柴胡(半斤)，黄芩(三两)，芍药(三两)，半夏(半升，洗)，生姜(五两，切)，枳实(四枚，炙)，大枣(十二枚，擘)，大黄(二两)。

[功用] 和解少阳，内泻热结。

5. 乌梅丸(《伤寒论》)

[组成] 乌梅(三百枚)，细辛(六两)，干姜(十两)，黄连(十六两)，附子(六两，炮，去皮)，当归(四两)，黄柏(六两)，桂枝(六两，去皮)，人参(六两)，蜀椒(四两，出汗)。

[功用] 温脏安蛔。

6. 肾气丸(《金匮要略》)

[组成] 干地黄(八两),薯蓣(四两),山茱萸(四两),泽泻(三两),茯苓(三两),牡丹皮(三两),桂枝(一两),附子(炮,一两)。

[功用] 补肾助阳。

7. 瓜蒌瞿麦丸(《金匮要略》)

[组成] 瓜蒌根(二两),茯苓(三两),薯蓣(三两),附子(一枚,炮),瞿麦(一两)。

[功用] 温肾利水,生津润燥。

8. 麦门冬汤(《金匮要略》)

[组成] 麦门冬(七升),半夏(一升),人参(二两),甘草(二两),粳米(三合),大枣(十二枚)。

[功用] 清养肺胃,降逆下气。

9. 生脉散(《医学启源》)

[组成] 人参,麦冬,五味子。

[功用] 益气生津。

10. 治消渴,除肠胃热实方(《备急千金要方》)

[组成] 麦冬(八分),茯苓(八分),黄连(八分),石膏(八分),葳蕤(八分),人参(六分),龙胆(六分),黄芩(六分),升麻(四分),枳实(五分),枸杞子(十分,《外台》用地骨皮),瓜蒌根(十分),生姜(十分,屑)。

[功用] 清热生津。

11. 茯神丸方(《备急千金要方》)

[组成] 茯神(三两),黄芪(三两),人参(三两),麦冬(三两),甘草(三两),黄连(三两),知母(三两),瓜蒌根(三两),菟丝子(三合),肉苁蓉(四两),干地黄(六两),石膏(六两)。

[功用] 益气养阴。

12. 清心莲子饮(《太平惠民和剂局方》)

[组成] 黄芩、麦冬(去心)、地骨皮、车前子、甘草(炙,各半两),石莲肉(去心)、白茯苓、黄芪(蜜炙)、人参(各七两半)。

[功用] 清心利湿,益气养阴。

13. 七味白术散(《小儿药证直诀》)

[组成] 人参(二钱五分),白茯苓(五钱),白术(五钱,炒),藿香叶(五钱),木香(二钱),甘草(一钱),葛根(五钱,渴者加至一两)。

[功用] 健脾益气,和胃生津。

14. 六味地黄丸(《小儿药证直诀》)

[组成] 熟地黄(炒,秤八钱),山萸肉、干山药(各四钱),泽泻、牡丹皮、白茯苓(去皮,各三钱)。

［功用］滋补肾阴。

15. 玉泉丸(《仁斋直指方》)

［组成］麦冬(去心,晒)、人参、茯苓、黄芪(半生,半蜜炙)、乌梅肉(焙)、甘草(各一两),栝蒌根、干葛(各一两半)。

［功用］益气养阴,生津止渴。

16. 当归六黄汤(《兰室秘藏》)

［组成］当归、生地黄、熟地黄、黄柏、黄芩、黄连(各等分),黄芪(加一倍)。

［功用］滋阴泻火,固表止汗。

17. 清暑益气汤(《脾胃论》)

［组成］黄芪(一钱,汗少减五分),苍术(一钱,泔浸,去皮),升麻(一钱),人参(五分,去芦),泽泻(五分),神曲(五分,炒黄),橘皮(五分),白术(五分),麦冬(三分,去心),当归身(三分),炙甘草(三分),青皮(去白,二分半),黄柏(酒洗,去皮,二分或三分),葛根(二分),五味子(九枚)。

［功用］清暑益气,健脾除湿。

18. 复元活血汤(《医学发明》)

［组成］柴胡(半两),瓜蒌根、当归(各三钱),红花、甘草(各二钱),穿山甲(炮,二钱),大黄(酒浸,一两),桃仁(酒浸,去皮尖,研如泥,五十个)。

［功用］活血祛瘀,疏肝通络。

19. 左归丸(《景岳全书》)

［组成］大怀熟地(八两),山药(炒,四两),枸杞子(四两),茱萸肉(四两),川牛膝(酒洗,蒸熟,三两,精滑者不用),菟丝子(制,四两),鹿胶(敲碎,炒珠,四两),龟胶(切碎,炒珠,四两,无火者,不必用)。

［功用］滋阴补肾,填精益髓。

20. 右归丸(《景岳全书》)

［组成］大怀熟地(八两),山药(炒,四两),山茱萸(微炒,三两),枸杞子(微炒,四两),鹿角胶(炒珠,四两),菟丝子(制,四两),杜仲(姜汤炒,四两),当归(三两,便溏勿用),肉桂(二两,渐可加至四两),制附子(自二两,渐可加至五、六两)。

［功用］温阳补肾,填精益髓。

21. 竹叶黄芪汤(《景岳全书》)

［组成］淡竹叶(二钱),人参(一钱),黄芪(一钱),生地黄(一钱),当归(一钱),川芎(一钱),麦冬(一钱),芍药(一钱),甘草(一钱),石膏(一钱,煅),黄芩(一钱,炒)。

［功用］清热除烦,益气生津。

22. 玉女煎(《景岳全书》)

［组成］生石膏(三、五钱),熟地黄(三、五钱或一两),麦冬(二钱),知母、牛膝(各钱半)。

［功用］清胃热、滋肾阴。

23. 大补阴丸(《景岳全书》)

［组成］黄柏(四两，盐酒炒)，知母(四两，盐酒炒)，熟地黄(六两，酒洗，蒸，捣烂)，龟板(六两，酥炙黄)。

［功用］滋阴降火。

24. 全真一气汤(《冯氏锦囊秘录》)

［组成］熟地黄(八钱，如大便不实，焙干用，如阴虚甚者加倍用)，制麦冬(去心，恐寒胃气，拌炒米，炒黄色，去米用三钱，肺虚脾弱者少减之)，鸡腿白术(炒深黄色置地上一宿，出火气，不用土炒，如阴虚而脾不甚虚者，人乳拌透，晒干炒黄，三钱，如脾虚甚者，用至四五六钱)，牛膝(去芦，由二钱加至三钱)，五味子(由八分至一钱五分)，制附子(由一钱加至二钱余，水煎冲参汤服)，人参(由二三钱加至四五钱，虚极者一二两，随症任用，另煎，冲入前药。如肺脉大，元气未虚者，竟用前药，不必冲参汤)。

［功用］滋阴救火。

25. 二冬汤(《医学心悟》)

［组成］天冬(去心，二钱)，麦冬(去心，三钱)，天花粉(一钱)，黄芩(一钱)，知母(一钱)，甘草(五分)，人参(五分)。

［功用］润肺止渴，清泻胃热。

26. 生地八物汤(《医学心悟》)

［组成］生地(三钱)，山药(一钱五分)，知母(一钱五分)，麦冬(三钱)，黄芩(一钱)，黄连(一钱)，牡丹皮(一钱五分)，荷叶(二钱)。

［功用］养阴清热。

27. 玉液汤(《医学衷中参西录》)

［组成］生山药(一两)，生黄芪(五钱)，知母(六钱)，生鸡内金(二钱，捣细)，葛根(钱半)，五味子(三钱)，天花粉(三钱)。

［功用］益气生津。

28. 滋脺饮(《医学衷中参西录》)

［组成］生黄芪(五钱)，大生地黄(一两)，生淮山药(一两)，净萸肉(五钱)，生猪胰子(三钱，切碎)。

［功用］益气养阴生津。

二、当代名家验方选录

1. 杨继荪经验方

黄连 5 g，天花粉 15 g，葛根 30 g，地骨皮 12 g，桑椹 15 g，山茱萸 12 g，生地黄 30 g，麦冬 15 g，郁金 9 g，丹参 30 g，红花 9 g。水煎服，每日 1 剂，分服。养阴清热，滋肾化瘀。本方用于阴虚夹瘀型，症见口干尿多，乏力易饥，大便秘结，形体多偏消瘦，舌偏红偏干，可见瘀斑，脉细弦或数[16]。

2. 施今墨经验方

肉桂 24 g(切碎蒸汁兑入，不可火煎)，鹿茸粉 3 g，桑螵蛸 9 g，山茱萸 12 g，人参 12 g，巴戟天 9 g，补骨脂 9 g，覆盆子 9 g，金樱子 9 g，白术 9 g，淮山药 30 g，芡实 30 g，炙甘草 9 g，文火煎服。温阳固脱。本方用于阳虚阴寒证，症见尿意频繁，小溲清长，朝夕不断，症似尿崩，口不欲饮食，舌淡不红、苔薄白，或润或不润，气短声低，大便时溏，四肢厥冷等一派虚寒之症[17]。

3. 祝谌予降糖对药方

生黄芪 30 g，生地黄 30 g，苍术 15 g，玄参 30 g，葛根 15 g，丹参 30 g。水煎服，每日 1 剂，分服。益气养阴，健脾祛湿，活血化瘀。本方为治疗糖尿病并发症的基本方，并随证加减[18]。

4. 赵锡武经验方

生、熟地黄各 30 g，天、麦冬各 12 g，党参 30 g，当归 9 g，山萸肉 12 g，菟丝子 30 g，元参 12 g，黄芪 30 g，泽泻 15 g。水煎服，每日 1 剂。本方主要适用于治疗糖尿病中晚期患者(气阴两虚证)。阳明热甚口渴者加白虎汤、川黄连以清胃泻火；阳虚加用金匮肾气丸，肉桂、附子可用至 10 g；腹胀加大腹皮；腹泻重用茯苓、泽泻，去生地黄，熟地黄减量；兼有高血压者加杜仲、牛膝；兼有冠心病者加瓜蒌、薤白、半夏。

5. 关幼波经验方

生黄芪 30 g，淫羊藿 15 g，杭白芍 30 g，生甘草 10 g，乌梅 10 g，葛根 10 g。本方适用于糖尿病气阴两虚、脾肾不足者。肺热甚阴伤重者，可选加生石膏、川黄连、石斛、天花粉、玉竹、麦冬、沙参等；夜尿频数者，选加川续断、补骨脂、五味子、菟丝子、芡实、鹿角霜等；气血虚者，选加党参、黄精、当归、生地黄、熟地黄、白术、山药、何首乌、阿胶等。

6. 朱良春经验方

朱师深悟《黄帝内经》“阴平阳秘”之意，主张着眼“调理肝脾，益气养阴，和血通脉”，自拟“斛乌合剂”。药用川石斛、制何首乌、制黄精、大生地黄各 15 g，生黄芪、淮山药各 30 g，枸杞子、金樱子、乌梅、仙灵脾、丹参、桃仁各 10 g。随证加减，或配合食疗，养阴益肾，活血通络，治疗久治不愈之糖尿病，尤其是尿中有酮体者和胰岛素依赖型，多收满意疗效。

7. 李寿山经验方——消渴汤

黄芪 30～50 g，太子参 15～30 g，生地黄 15～30 g，山药 15～30 g，麦冬 15～30 g，玄参 15～30 g，枸杞子 10～20 g，五味子 6～10 g，益气养阴，清热润燥。本方主要用于糖尿病症见烦渴多饮，消谷善饥，小便数，倦怠无力，头晕耳鸣。视力减弱，日渐消瘦，舌红少津，苔薄黄，脉弦滑或数。烦渴多饮、舌红苔黄，脉洪大者加生石膏；多食易饥、舌苔黄燥者加黄连；多尿混浊如脂膏者加益智仁、桑螵蛸、覆盆子；四肢麻木刺痛者加丹参、鸡血藤；多发疖肿者加忍冬藤、生甘草；目花视弱有白内障者加蝉蜕、密蒙花；血糖高难降者加当归、川芎；偏燥热者加生石膏、知母；偏虚热者加地骨皮、黄精。

8. 邓铁涛经验方

熟地黄 12 g，生地黄 12 g，淮山药 60～90 g，黄芪 30～60 g，山萸肉 15 g，泽泻 10 g，茯苓 15 g，牡丹皮 10 g，玉米须 30 g，仙鹤草 30 g。此方补脾益肾，用于糖尿病脾肾不足者。加减：消谷善饥者，加生石膏、玉竹；口渴多饮者，加沙参、天花粉；气短、自汗者加太子参；小便清长者，加桑螵蛸、巴戟天、肉桂；尿混浊如膏脂而盗汗者，加知母、黄柏；头晕头胀者，加钩藤、白芍、牛膝；胸闷、心悸者，加丹参、石菖蒲、郁金；体型肥胖者，加佩兰、荷叶；视物模糊者，加谷精草、青葙子；瘀血较重者，酌加桃仁、红花、水蛭。

9. 周仲瑛经验方

桑叶 15 g，地骨皮 20 g，天花粉 12 g，知母 10 g，黄连 3 g，藿香 10 g，佩兰 10 g，炒苍术 10 g，鬼箭羽 20 g，水蛭 3 g，泽兰 12 g，炙僵蚕 10 g，玄参 12 g，煨葛根 12 g，生黄芪 12 g，太子参 12 g，生地黄 15 g，山茱萸 6 g。水煎服，每日 1 剂，分服。清燥泄热、清利芳化、凉血化瘀及益气养阴、培补肝肾，可作为治疗糖尿病的基本方[19]。

10. 张琪经验方——益气滋阴饮

黄芪 50 g，人参 15 g(或党参 30 g)，玉竹 20 g，生地黄 25 g，山药 25 g，枸杞子 20 g，天冬 20 g，菟丝子 15 g，女贞子 15 g，玄参 20 g。益气滋阴、补肾润肺。此方适用于糖尿病日久气阴两伤、肺肾阴虚者。加减：可适当增加熟地黄、覆盆子、麦冬、天花粉、牡丹皮等补肾滋阴之药。另外，多尿者则常于本方中加入附子、肉桂以温助肾中阳气。

第四节　名家医案

一、古代名家医案

1. 叶天士临证指南医案

计(四十)　能食善饥渴饮。日加瘪瘦。心境愁郁。内火自燃乃消证大病。(郁火)

生地黄、知母、石膏、麦冬、生甘草、生白芍

王(五八)　肌肉瘦减。善饥渴饮。此久久烦劳。壮盛不觉。体衰病发。皆内因之症。自心营肺卫之伤。渐损及乎中下。按脉偏于左搏。营络虚热。故苦寒莫制其烈。甘补无济其虚。是中上消之病。(烦劳心营热)

犀角(三钱)，鲜生地(一两)，元参心(二钱)，鲜白沙参(二钱)，麦冬(二钱)，柿霜(一钱)生甘草(四分)，鲜地骨皮(三钱)

又　固本加甜沙参。

杨(二六) 渴饮频饥。溲溺混浊。此属肾消。阴精内耗。阳气上燔。舌碎绛赤。乃阴不上承。非客热宜此。乃脏液无存。岂是平常小恙。(肾消)

熟地黄、萸肉、山药、茯神、牛膝、车前子

2. 王旭高医案

钱 古称三消为火病,火有余,由水不足也。十余年来常服滋阴降火,虽不加甚,终莫能除。然年逾六旬,得久延已幸。今就舌苔黄腻而论,中焦必有湿热。近加手足麻木,气血不能灌溉四末,暗藏类中之机。拟疏一方培养气血之虚,另立一法以化湿热之气。标本兼顾,希冀弋获。

大生地黄、当归、山萸肉、麦冬、洋参、淮山药、龟板、建莲肉

猪肚丸三钱,另服,开水下。

李 稚龄阳亢阴亏,一水不能胜五火之气,燔灼而成三消,上渴,中饥,下则溲多。形体消削,身常发热。法当壮水以制亢阳。

大生地黄、川黄连、麦冬、知母、五味子、茯苓、生甘草、生石膏、牡蛎、天花粉

又 夫三消,火病也。火能消水,一身津液皆干。惟水可以胜火,大养其阴,大清其火,乃治本之图。病由远行受热,肾水内乏,当救生水之源。

大生地黄、沙参、五味子、麦冬、牡蛎、西洋参、桑白皮、蛤壳、天冬

3. 丁甘仁医案

何左 多饮为上消,多食为中消,多溲为下消。经云:二阳结谓之消。金匮云:厥阴之为病为消。皆由阴分不足,厥阴之火消灼胃阴,津少上承。拟育阴生津法。

大麦冬(三钱),川石斛(三钱),瓜蒌皮(二钱),北秫米(包,三钱),大生地黄(四钱),天花粉(三钱),淮山药(三钱),川贝母(二钱),金匮肾气丸(包,三钱),南、北沙参(各三钱),生甘草(六分)

邱左 上消多渴,下消多溲,上消属肺,下消属肾。肺肾阴伤,胃火内炽,治火无益。宜壮水之主,以制阳光。

大生地(四钱),生甘草(八分),川贝母(二钱),粉丹皮(一钱五分),川石斛(三钱),天花粉(三钱),肥知母(一钱五分),生白芍(二钱),大麦冬(三钱),炙乌梅(四分),活芦根(去节,一尺),青皮甘蔗(劈开入煎,三两)

4. 续名医类案

孙文垣治一书办,年过五十,沉湎酒色,忽患下消之症,一日夜小便二十余度,清白而长,味且甜,少倾凝结如脂,色有油光,治半年无效。腰膝以下软弱,载身不起,饮食减半,神色大瘁。脉之六部皆无力。经云脉至而从,按之不鼓,诸阳皆然。法当温补下焦,以熟地黄六两为君,鹿角霜、山萸肉各四两,桑螵蛸、鹿胶、人参、白茯苓、枸杞子、远志、菟丝、山药各三两为臣;益智仁一两为佐,大附子、桂心各七钱为使,炼蜜为丸梧桐子大。每早晚淡盐汤送下七八十丸,不终剂而愈。或曰:凡消者皆热症也,今以温补何哉?曰:病由下元不足,无气升腾于上,故渴而多饮,以饮多小便亦多也。今大补下元,使阳

气充盛，熏蒸于上，口自不渴。譬之釜盖，釜虽有水，必釜底有火，盖乃润而不干也。

黄锦芳治游昼山消渴，六脉微缓而沉，肺脉尤甚，肝脉差起，小便甚多，肌肉消瘦，烦渴不止。此必初病时过服石膏、知母、天花粉、瓜蒌仁、贝母、犀角等苦寒之药，伤其肺胃及肾，以致地气不升，天气不降。宜滋阴补气，使漏卮不至下泄。用当归一钱，炙芪四钱，升麻三分，玉竹三钱，桂元* 十个，桑螵蛸一钱，龙骨一钱，菟丝二钱，龟板一钱，木瓜四分，炙草三分，使其二气交合，霖雨四布，则病自愈。嘱其日服一剂，禁服苦茶。后病者以西洋参代人参，服之甚效。

二、近现代名家医案

1. 张锡纯医案

邑人某，年二十余，贸易津门，得消渴证。求津门医者，调治三阅月，更医十余人不效，归家就医于愚。诊其脉甚微细，旋饮水旋即小便，须臾数次。投以玉液汤，加野台参四钱，数剂渴见止，而小便仍数，又加萸肉五钱，连服十剂而愈。

按：消渴之证，多由于元气不升，此方乃升元气以止渴者也。方中以黄芪为主，得葛根能升元气。而又佐以山药、知母、天花粉以大滋真阴。使之阳升而阴应，自有云行雨施之妙也。用鸡内金者，因此证尿中皆含有糖质，用之以助脾胃强健，化饮食中糖质，为津液也。用五味者，取其酸收之性，大能封固肾关，不使水饮急于下趋也[19]。

2. 施今墨医案

满某，男，48 岁。

病已多年，铁路医院检查空腹时血糖 265 mg/dL(14.8 mmol/L)，尿糖(＋＋＋)，诊断为糖尿病。现症：烦渴引饮，小便频数，多食善饥，日渐消瘦、身倦乏力、头晕心悸，大便微结，夜寐不实，多梦纷纭。舌苔薄白，脉数，重按不满。

［辨证］心火不降，乱梦纷纭；热灼肺阴，烦渴多饮；脾胃蕴热、消谷善饥；肝阴不足，头晕目眩；肾阴亏耗，小便频多。综观脉证，气阴两亏，精血不足，三消俱备，五脏皆损，证候复杂。

［治法］益气阴、滋肝肾、补心脾。

［方药］生黄芪 30 g，野党参 10 g，麦冬 10 g，山药 18 g，五味子 10 g，玄参 12 g，乌梅肉 45 g，绿豆衣 12 g，天花粉 12 g，山茱萸 12 g，桑螵蛸 10 g，远志 10 g，何首乌 15 g，云茯苓 10 g，生地黄 12 g。

二诊：前方服 7 剂后，烦渴解，尿次减，饮食如常，夜寐转佳，精神舒畅，空腹时血糖已降至 155 mg/dL，尿糖(＋)，效不更方，前方再服 7～10 剂。

按：本例为三消俱备气阴两亏之证，患者日渐消败，病情证候复杂。张景岳云："治

---

* 桂元：即为桂圆。

消之法，最当先辨虚实，若察其脉证果为实火致耗津液者，但去其火则津液自生，而消渴自止。若由真水不足，则悉属阴虚，无论上、中、下，急宜治肾为主，必使阴气渐充，精血渐复，则病必自愈。若但知清火，则阴无以生，而日渐消败，益以困矣”。本案虽有三消之证，但阴虚乃为根本，故以滋肾阴为主，益气为辅治疗，阴复津回，水升火降，五脏可安。

方用生地黄、五味子、乌梅、玄参、麦冬等养阴清热；何首乌、山药、山茱萸、桑螵蛸等滋补肾肝，涩精救败；黄芪、党参、茯苓、远志益脾补心，天花粉生津，绿豆衣清热，共同达到滋肾水，涵肝木，益脾土，泻心火，除燥热，济精血之目的。本例病已多年，只服药7剂，症状大减，血糖、尿糖也均下降，效果十分明显[21]。

3. 邹云翔医案

刘某，男，58岁，干部。1977年3月4日初诊。

患者因明显消瘦3月余，伴口渴多饮，小溲量多，而于1977年2月23日住某医院治疗。经检查，3个月内体重下降12 kg(原67.5 kg，入院时55.5 kg)。空腹血糖364 mg/dL(20.3 mmol/L)。空腹尿糖(＋＋＋)～(＋＋＋＋)；尿酮(－)；24 h尿量2 500 mL，尿糖定量95～179 g(3月1日尿糖定量为179 g，24 h尿量3 225 mL)。诊断：糖尿病。症见口渴多饮，小便频多，形体消瘦，面色灰黑，脉沉细而缓，金匮肾气汤主之。

[辨证] 肾阴亏虚，不能滋养肺金，久则阴损及阳。

[治法] 温肾滋阴，水火并补。

[方药] 熟地黄18 g，山药24 g，山茱萸15 g，牡丹皮9 g，茯苓12 g，炒泽泻9 g，淡附子9 g，骨碎补15 g，肉桂末1.2 g(冲)。

3月23日二诊：服药1周，口渴之症好转，尿量减少。今日渴已明显减轻，胃脘不舒，大便偏稀，24 h尿量1 900 mL，尿糖定量5.45 g。空腹血糖200 mg/dL；空腹尿糖(－)；中、晚餐饭前尿糖(＋)，舌苔淡嫩、脉沉细。温肾滋阴法续进。3月4日原方续服。至4月6日尿糖(－)，24 h尿量1 900 mL。5月4日主食增加。5月13日患者已出院下地活动，无明显自觉症状。24 h尿量在1 000～1 200 mL之间，一切检查均正常，仍以原方巩固之。

按：患者以消瘦入院，确诊为糖尿病，采用饮食控制并服用中药治疗而获近期显效。患者口渴多饮，小便频数量多，接近于饮一溲一程度，乃下元虚惫，真火不足，阳不能升，犹如釜底无火，不能蒸化津液，而胃气不固，不能摄水，而致精微下注，小溲量多。面色灰黑属肾气伤败之象，脉沉细而缓，舌苔淡白，皆属阳虚火力微弱证候，辨证为下消，阴阳两虚证选用八味丸加味，以温肾滋阴，水火并补。方中六味地黄丸滋补肾阴；肉桂、熟附子、骨碎补补火扶阳，如釜底抽薪，补阳即可鼓肾气，可蒸水化气，生津以润上止渴，滋肾助阳，水液升降功能正常，病即自瘳[22]。

4. 董建华医案

李某，男，30岁。1977年6月11日初诊。

2个月来口渴引饮，每日约饮水9磅许，消谷善饥，多食亦觉不饱，尿频量多，色白不清，身软无力，心悸，日益消瘦，体重在2个月内由55 kg降至46 kg，舌质略淡，苔薄白，脉浮滑数。在某医院查空腹血糖232 mg/dL，尿糖(+++)，查基础代谢率+50%，甲状腺稍大，皮肤无抓痕，心率100次/分，律齐。西医诊断为糖尿病。经用D860及降糖灵效不明显。

[辨证] 肺胃蕴热，气阴两伤。

[治法] 益气、滋阴、清热。

[方药] 山药30 g，黄芪15 g，生地黄10 g，生石膏30 g，知母10 g，玄参10 g，天花粉15 g，麦冬10 g，牛膝10 g，菟丝子12 g，茯苓10 g，泽泻10 g。

同时嘱其节制饮食。

二诊：上药共服15剂，症状稍有改善，查尿糖(+++)，心率90次/分，皮肤散在小疮疖，舌质红少津，苔薄黄，脉滑数。虚热尚炽，毒火浸淫肌肤，守上方去茯苓、泽泻之渗利，加黄连、连翘、金樱子解毒益肾。

山药30 g，黄芪15 g，生地黄10 g，生石膏30 g，知母10 g，玄参10 g，天花粉10 g，麦冬10 g，牛膝10 g，菟丝子12 g，金樱子10 g，黄连粉1.5 g(冲)，连翘10 g，6剂。

三诊：口干饮水减少，日饮水约5磅许，饥饿感亦减，疮疖渐消，心悸消失，查尿糖(+)，守上法出入。

山药30 g，黄芪30 g，生地黄10 g，生石膏30 g，玄参10 g，天花粉10 g，黄连粉1.5 g(冲)，连翘10 g，肉桂15 g，山茱萸12 g，桔梗3 g，升麻3 g，柴胡3 g。

四诊：上药连服10剂，口渴、善饥已可控制，大便稍频，夜尿一二次，疮疖基本消退，查尿糖(—)，尿常规(—)，血糖105 mg/dL。舌质红，苔薄白，脉弦细数，病情缓和，继守上法化裁，同时撤去西药，又观察1周，病情平稳，查尿糖(—)，血糖正常，以上方为主，配制丸药以巩固疗效[23]。

5. 赵绍琴医案

田某，女，22岁。

初诊：糖尿病发现半年余。血糖280 mg/dL，尿糖(+++)。现症口渴引饮，多食易饥，食毕即饥，饥而再食。一日夜可食主食3 000 g以上。心胸烦热，大便干结，数日一行，小便黄赤，舌红，苔黄干燥，脉弦滑数，按之振指有力。证属胃火炽盛灼津，急予釜底抽薪之法。

生石膏30 g，知母10 g，麦冬15 g，生地黄15 g，大黄3 g，芒硝6 g，枳实6 g，厚朴6 g，7剂。

二诊：药后口渴稍减，仍饥而欲食，大便干结，心烦灼热。病重药轻，再以原方重投。

生石膏100 g，知母20 g，大黄10 g，芒硝10 g，枳实10 g，厚朴10 g，生地黄20 g，麦冬20 g，7剂。

三诊：药后大便畅通，日行数次，口渴及食量大减，胸中灼热亦平。脉稍数，舌红苔黄。药已中病，原法继进。

生石膏 100 g，知母 15 g，大黄 8 g，芒硝 8 g，枳实 6 g，厚朴 6 g，生地黄 20 g，麦冬 20 g，7 剂。

四诊：口微渴，食已不多。胸中烦热消失，睡眠甚安。大便日二三行，不干。脉滑数，舌红，苔薄黄略干。火热渐清，津液不足，前法进退。

生石膏 60 g，知母 10 g，大黄 6 g，芒硝 6 g，枳实 6 g，厚朴 6 g，生、熟地黄各 15 g，天、麦冬各 10 g，7 剂。

五诊：舌红口干，脉细数，改用养血育阴方法。

生、熟地黄各 15 g，天、麦冬各 10 g，知母 10 g，天花粉 10 g，五味子 10 g，竹叶、竹茹各 6 g，枇杷叶 10 g，石斛 10 g，女贞子 10 g，7 剂。

六诊：食眠如常，二便畅通。舌红苔薄白，脉象濡软，按之略数。继用前法加减。

生、熟地黄各 15 g，天、麦冬各 10 g，沙参 20 g，五味子 10 g，天花粉 10 g，石斛 10 g，枇杷叶 10 g，女贞子 10 g，旱莲草 10 g，白芍药 10 g，7 剂。

后以上药加减，续服月余，查血糖降至 120 mg/dL，尿糖为（＋）～（＋－），诸症悉平。

按：本案为中消重症。所谓中消，以多食易饥为特征，饮食不为肌肤，故形体消瘦。渴欲冷饮，便干溲赤，一派胃火炽盛之象。故初诊即用釜底抽薪，用大承气合白虎汤，服后症略减，减不足言，是病重药轻，故二诊便投以重剂。重用生石膏至 100 g，直清胃火，芒硝、大黄重用以泻热。药后大便畅行，火热得以下行，其症立减。三诊、四诊继用原法，小制其剂以清余热。五诊改用养阴生津之法，使阴足则能制火。后均以此法调理，不但症状逐渐消失，血糖也稳步下降。凡消渴实热症，具可下之症者，可仿此治疗。

6. 时振声医案

范某，女，58 岁。

患糖尿病 10 余年，近 1 年来腰痛，下肢轻度浮肿，未做检查。近 1 月来浮肿加重，腰背怕冷，大便偏溏，纳差恶心。于 1988 年 11 月 15 日求诊，检查：血糖 200 mg/dL，尿素氮 38 mg/dL，肌酐 2.5 mg/dL，尿糖（＋＋＋），尿蛋白（＋＋＋＋），红细胞 0～1，颗粒管型 0～1。诊断为糖尿病肾病伴肾功能不全。中医辨证：脉沉小，舌体胖大质淡润有齿痕，腰背下肢寒凉，下肢浮肿明显，纳差便溏，乃脾肾阳虚、水湿内停，恶心欲呕为湿浊之邪上扰脾胃，拟温阳利水以化湿浊，方用真武汤合附子汤加味：制附片 15 g，党参 30 g，苍术 10 g，白术 10 g，干姜 6 g，茯苓 30 g，白芍 15 g，狗脊 15 g，川牛膝 10 g，车前子（包煎）30 g，桂枝 10 g，白豆蔻 10 g，防己 30 g。

服药 14 剂后来诊，已无恶心便溏，下肢浮肿见减，仍有畏寒肢凉，脉沉细，舌体胖大减轻，质稍暗红有齿痕，改用济生肾气汤加味：附片 15 g，肉桂 10 g，生地黄 10 g，苍术 10 g，白术 10 g，山药 10 g，生黄芪 15 g，茯苓 30 g，泽泻 15 g，川牛膝 10 g，防己 30 g。

又服 14 剂下肢浮肿全消，乏力气短，仍有肢冷，但口干喜饮，大便调，气阴两虚显露，改用参芪地黄汤加味：党参 30 g，生黄芪 30 g，生地黄 10 g，山萸肉 10 g，山药 10 g，茯苓 15 g，泽泻 15 g，丹参 30 g，泽兰 10 g，菟丝子 15 g，金樱子 15 g，川牛膝 15 g，车前子(包煎)15 g。

1989 年 1 月 17 日复查，尿素氮 14.9 mg/dL，肌酐 1.93 mg/dL，血糖 178.5 mg/dL，尿蛋白(+++)，尿糖(++)。继续以气阴两补方剂调理之。

按：本例消渴 10 余年，肾气大损，以致肾失封藏，亦失分清泌浊之能，蛋白精微物质下泄；肾病及脾，以致脾虚不能运化水湿，肾虚不能化气，因此水湿内停，湿浊内聚。水湿内停而下肢浮肿，湿浊内聚上扰脾胃而泛恶。水湿、湿浊皆属阴邪，阴邪弥漫，湿困脾肾，阳虚益甚，故宜温阳利水以化湿浊。真武汤合附子汤温补脾肾兼以利水，使脾肾阳气恢复，尿量增多，水肿减轻，湿浊亦随之下泄，不再上扰脾胃而呕恶自消，脾阳得振则下利自止。二诊舌质稍红，原有阴虚之证愈显，故改用济生肾气汤，阴阳兼顾佐以利水，终于下肢浮肿全消。三诊气阴两虚证象显露，故气阴双补以善其后。复查肾功能，肌酐及尿素氮均见下降，湿浊内聚现象得以缓解。本例尚属轻证，通过温阳利水，标本兼顾，很快即可控制病情。重症湿浊化毒，溺毒上泛而口中尿臭，呕恶不止，自当于扶正之中佐以大黄泄毒，方可使病情减轻。

参考文献

[1] 李如江，邱曙东，王丽蓉，等.黄芪多糖对 1 型糖尿小鼠的免疫调节作用[J].中西医结合学报，2008，6(2)：166-170.

[2] 邹丰，欧阳静萍，毛先晴，等.黄芪多糖对遗传性糖尿病小鼠肝糖原含量的影响[J].微循环学杂志，2007，17(1)：12-14.

[3] 熊雄，王懿萍，王岳峰，等.黄连多糖的降血糖活性研究[J].时珍国医国药，2013，24(10)：2351-2353.

[4] 张日东，魏敬.黄连素降糖作用机制的研究进展[J].现代生物医学进展，2010，10(17)：3350-3352.

[5] 李友元，邓洪波，张萍，等.黄精多糖对糖尿病模型小鼠糖代谢的影响[J].中国临床康复，2005，27(9)：90-91.

[6] 赵俊，吴宏，王亚平，等.人参多糖的化学与药理学研究进展[J].国外医学·中医中药分册，2004，26(2)：79-81.

[7] 尚文斌，杨颖，陈道明.人参及其主要成分抗糖尿病作用机制[J].国内内分泌代谢杂志，2007，27(2)：115-117.

[8] 李燕，陈素，红吉星，等.白术多糖对自发性 2 型糖尿病小鼠血糖及相关指标的影响[J].中国实验方剂学杂志，2015，21(10)：162-165.

[9] 李路丹，谢梦洲，赵蒙蒙，等.鬼箭羽对 2 型糖尿病血瘀证大鼠血糖及血液流变学的影响[J].世界临床药物，2012，33(12)：726-729.

[10] Chen WC，Ha Ya，Kawa S，et al. Mediation of beta-endorphinby the isoflavone puerarin to lower plasma glucose in strep-tozotocininduced diabetic rats[J]. Planta Med，2004，70(2)：113-116.

[11] 尚倩，向俊锋，唐亚林.葛根素降糖机制的光谱研究[C].第十六届全国分子光谱学学术会议论文集，2010：11(11)：11-12.

[12] 黄诚，陈群力，孙江涛，等.枸杞多糖及其复方对链脲佐菌素所致糖尿病大鼠胰岛功能的保护效应[J].中国临床康复，2006，10(23)：173-175.

[13] 杨铁琦，李军鸽，桂海莹，等.玉竹多糖对糖尿病老年大鼠体重及血糖、血脂水平的影响[J].中国老年学杂志，

2015,35(18):5056-5057.
[14] 陈福君,卢军,张永煜.桑的药理研究(1)[J].沈阳药科大学学报,1996,13(1):24-27.
[15] 高大威,刘志伟,刘智华,等.地骨皮降血糖效果研究及成分分析[J].燕山大学学报,2007,31(3):270-271.
[16] 黄琦.杨继荪治疗老年糖尿病的经验[J].浙江中医学院学报,2002,26(1):36-37.
[17] 李德珍.施今墨治疗糖尿病探析[J].中医杂志,2001,42(5):25-26.
[18] 董振华,季元.祝谌予治疗糖尿病慢性并发症的经验[J].中医杂志,1997,38(1):32.
[19] 叶丽红,王敬卿.周仲瑛治疗糖尿病经验[J].中医杂志,2003,44(12):32-33.
[20] 张锡纯.医学衷中参西录[M].石家庄:河北科学技术出版社,2002:61-64.
[21] 彭建中.中医古今医案精粹选释[M].北京:学苑出版社,1998:1066.
[22] 张问渠,现代著名老中医临床诊治荟萃[M].北京:科学技术出版社,1992:622-624.
[23] 董建华.临证治验[M].北京:中国友谊出版公司,1986:347-348.

预防篇

2016 年 11 月 17 日，中华医学会糖尿病学分会第二十次全国学术会议（CDS2016）上，上海交通大学医学院附属瑞金医院内分泌科宁光院士报告，过去三十年间，我国糖尿病患病率从小于 1％飞速增长至超过 10％。据 IDF 最新报告，2017 年全球约 4.25 亿成人患糖尿病，预计到 2045 年，糖尿病患者可能达到 6.29 亿。中国大陆糖尿病患病率为 10.9％，2017 年中国大陆成人（20～79 岁）糖尿病患病人数约有 1.144 亿，位于全球第一。这些数据表明糖尿病已成为我国公共卫生事业最为严峻的挑战之一。糖尿病是由遗传、环境、行为等多种危险因素共同作用发生的疾病，病因纷繁复杂。血糖管理不佳是多种疾病的独立危险因素，明确可以提升恶性肿瘤和心脑血管疾病的发生风险。糖尿病的防治是巨大而且繁琐的医疗工程，目前最为合理的是建立糖尿病全程管理的防治策略——即分别为控制病因、控制危险因素、治疗心脑血管疾病等。

第十五章　糖尿病的一级预防

2 型糖尿病由糖尿病前期发展而来。糖尿病的一级预防就是预防糖尿病高危人群进展为 2 型糖尿病。糖尿病高危人群包括血糖正常性高危人群和糖尿病前期患者，其中糖尿病前期是最重要的 2 型糖尿病高危人群，每年有 1.5%～10%的糖尿病前期患者进展为 2 型糖尿病。糖尿病前期是指血糖处于正常和临床诊断糖尿病阈值之间的一个特殊阶段人群，包括空腹血糖受损（IFG）、糖耐量减低（IGT）。现有的研究已证明有效干预糖尿病前期可明显减少其转化为糖尿病。因此，及时发现血糖正常性糖尿病高危人群和糖尿病前期人群并进行有效管理是预防糖尿病发生的关键。糖尿病前期目前被认为是一种标志或分水岭，它的出现标志着将来发生心脑血管病（cerebro cardiovascular disease, CCVD）、糖尿病、微血管病，以及肿瘤和痴呆等的危险性增高。因此，糖尿病的一级预防已经不是单纯预防糖尿病前期向糖尿病转化，同时兼有改善多种危险因子，减少糖尿病和心血管疾病的发生风险。

一、对象

糖尿病的一级预防对象分为一般人群和高危人群。一般人群，即无明显危险因素的普通人群，需要加强宣传糖尿病知识，如糖尿病的定义、症状、体征、常见的并发症及危险因素；提倡健康的行为，如合理饮食、适量运动、戒烟限酒、调节情绪；定期体检，一旦发现有糖耐量受损（IGT）或空腹血糖受损（IFG），及早地实行干预。高危人群，即符合下列标准中的任意一条者都视为高危人群：年龄≥45 岁；体重≥正常体重的 115%或体重质量指数（BMI）≥25/kg/m^2 者；有糖尿病家族史者；以往有 IGT 或 IFG 者；有高密度脂蛋白胆固醇降低和/或高甘油三酯血症者；有高血压和/或心脑血管病变者；年龄≥30 岁的妊娠妇女；有妊娠糖尿病史者；有曾分娩大婴儿（出生时体重≥4 kg）者；有不能解释的滞产者；有多囊卵巢综合征的妇女；常年不参加体力活动者；使用一些特殊药物者，如糖皮质激素、利尿剂等。

二、高危人群的管理

2008 年中华医学会糖尿病学分会（CDS）组织的中国 14 省糖尿病流行病学调查结

果显示，在 20 岁以上的人群中，年龄标化的糖尿病患病率为 9.7%，患病人数达 9 240 万例，居全球之首；而糖尿病前期的患病率高达 15.5%，人数在 14 800 万以上。由于糖尿病前期一般无临床表现，较容易被忽视而影响早期干预治疗。因此，中华医学会内分泌学分会于 2013 年制定了中国成人 2 型糖尿病预防的专家共识，就糖尿病高危人群的管理作出了较详细的阐述：

1. 糖尿病高危人群定义

糖尿病高危人群分为两类：即血糖正常高危人群及糖尿病前期人群。其中，血糖正常高危人群定义为成年人（>18 岁）只要符合下述一项或以上即可视为糖尿病高危人群：① 年龄≥40 岁；② 有糖尿病前期病史；③ 体质指数（BMI）≥24 kg/m²，或男性腰围≥90 cm，女性腰围≥85 cm；④ 久坐；⑤ 有家族史：一级亲属中有 2 型糖尿病患者；⑥ 妇女中有巨大儿（出生体重≥4 kg）生产史、妊娠期糖尿病或妊娠糖尿病（GDM）史者；⑦ 有高血压病史者（收缩压≥140 mmHg 和或舒张压≥90 mmHg）；⑧ 脂质代谢紊乱（HDL－C≤0.91 mmol/L，TG≥2.22 mmol/L，包括正在接受调脂治疗患者）；⑨ 动脉粥样硬化伴慢性脑血管疾病患者；⑩ 有一过性类固醇性糖尿病病史者；⑪ 多囊卵巢综合征（PCOS）；⑫ 严重精神病（包括长期接受抗抑郁药物治疗的患者）。

糖尿病前期人群定义如下：空腹血浆葡萄糖（FPG）和（或）口服葡萄糖耐量试验（OGTT）2h PG 升高但仍未达到糖尿病诊断标准的人群，即 IFG、IGT 或两者兼具（IFG＋IGT）。

2. 糖尿病高危人群筛查

无糖尿病病史者根据上述高危因素进行初筛即可，有一项危险因素者须行 FPG 或任意时间血糖（RPG）检测。若 FPG≥5.6 mmol/L 或 RPG≥7.8 mmol/L 则应继续行 OGTT 试验。此外，老年人群及有其他高危因素者（冠心病或合并较多危险因素者）也建议行 OGTT 试验明确诊断。

3. 糖尿病高危人群管理

血糖正常糖尿病高危人群的管理如下：

（1）加强宣教　所有高危人群及家属应接受正规糖尿病宣教，建议每年巩固 1 次。宣教内容应包括糖尿病前期知识及糖尿病相关理论知识，普及糖尿病前期、糖尿病定义，宣传医学营养治疗、运动疗法，以及戒烟的基本知识；此外还应包括慢性脑血管疾病风险的相关知识。

（2）加强干预　主要是生活方式干预，包括通过医学营养治疗及运动减少糖尿病发生发展的风险。肥胖、超重者应减少体重，即使 BMI 控制至正常（BMI＜24 kg/m²），或至少减重 5%～10%；日均进食总热量至少减少 1 680～2 100 kJ；饮食结构须调整，尤其是饱和脂肪酸摄入量应小于总脂肪酸摄入量的 30%；保证每周 250～300 分钟的体力运动。定期随访，确保生活干预质量。加强 CCVD 风险的管理，严格控制血压、血脂等[1]。

(3) 加强监测　定期随访，了解高危人群血糖变化情况，建议其定期(至少每年1次)行FPG和(或)OGTT检查。

糖尿病前期人群的管理如下：

(1) IFG人群

1) 加强宣教：同上。

2) 加强干预：强化生活方式干预是基础，辅以CCVD风险管理(严格控制血压、血脂等，下同)。增加降糖药物干预：有效生活方式干预半年以上血糖控制仍不达标(FPG>6.1 mmol/L)，或高血糖较前进展者，结合年龄、经济条件、本人健康需求及医疗条件可进行药物干预。推荐口服二甲双胍(每日750～1 700 mg)，减体重者剂量增至每日2 000～2 550 mg。对于二甲双胍不耐受者，可改为口服阿卡波糖每日150～300 mg，减体重者剂量增至每日300 mg；也可口服噻唑烷二酮类(TZDs)，如吡格列酮每日15～45 mg[2]。

3) 加强监测：定期随访，了解高危人群血糖变化情况，建议其定期(至少每年1次)行FPG和(或)OGTT检查。进行药物干预者，每次随访时检测FPG。定期监测BMI及其他CCVD危险因素。

(2) IGT人群

1) 加强宣教：同上。

2) 加强干预：强化生活方式干预是基础，辅以CCVD风险管理。增加降糖药物干预：有效生活方式干预半年以上血糖控制仍不达标(FPG>7.8 mmol/L)，或高血糖较前进展者，结合年龄、经济条件、本人健康需求及医疗条件可进行药物干预。具体方法同IFG人群。

3) 加强监测：对药物干预者，每次随访时应加强餐后血糖(PPG)的监测。定期监测BMI及其他CCVD危险因素。

(3) IFG+IGT人群

1) 加强宣教：宣教频率提高到至少每年1次。

2) 加强干预：强化生活方式干预，辅以CCVD风险管理。增加降糖药物干预：有效生活方式干预半年以上血糖控制仍不达标[FPG>6.1 mmol/L和(或)PPG>7.8 mmol/L]，或高血糖较前进展者，结合年龄、经济条件、本人健康需求及医疗条件应尽早进行药物干预。具体方法同IFG人群。

3) 加强监测：监测频率至少每半年1次，具体监测指标同IGT或IFG患者。

(4) 特殊人群：应进行个体化管理。对于老年人、CCVD患者、老年痴呆患者、脏器功能受损、精神病患者、预期寿命<10年的糖尿病前期人群，应以宣教及其他CCVD危险因素的控制与监测为主，无需干预血糖。

4. 糖尿病高危人群控制目标

血糖控制的理想水平为FPG≤6.1 mmol/L，OGTT 2h PPG≤7.8 mmol/L，

2h PG≤7.8 mmol/L。若血糖控制不能达标，则至少维持在糖尿病前期，以延缓糖尿病的进展。当然，血糖控制应个体化，应根据年龄、预期寿命、是否存在血管病变及 CCVD 的危险因素、是否存在致严重低血糖的疾病，以及医疗条件、经济条件和健康需求等制定血糖控制水平。此外，肥胖、超重的糖尿病前期人群应减重 5%～10%，使 BMI 长期维持在健康水平[3]。

三、糖尿病前期与未来心脑血管事件发生风险的相关性

研究表明糖尿病前期增加 CCVD、糖尿病、微血管病及肿瘤、痴呆的发生率。依据血糖谱将糖尿病前期分为 IFG、IGT、IFG＋IGT，循证医学及流行病学调查表明 IFG、IGT 和 IFG＋IGT 这三类人群的糖尿病发生风险及未来心脑血管事件发生风险存在差异性[4]。

1. CCVD 风险

(1) IFG 人群　流行病学研究示，IFG 增加脑卒中风险。一项前瞻性队列研究发现 FPG 5.6～6.0 mmol/L 人群缺血性脑卒中发病率为 FPG 5.0～5.5 mmol/L 人群的 1.27 倍(95%CI 1.02～1.60)；FPG 6.1～6.9 mmol/L 人群缺血性脑卒中发病率为 FPG 5.0～5.5 mmol/L 人群的 1.6 倍(95% CI 1.26～2.03)。IFG 与心血管事件的相关性目前暂无统一定论。

(2) IGT 人群　多项研究证实 IGT 增加卒中风险。荷兰短暂性脑缺血发作(transient ischemic attack, TIA)试验中以 3 127 例 TIA 或小卒中患者为研究对象，评估不同糖代谢状况下卒中的发生或复发情况，研究发现 IGT(非空腹血糖 7.8～11.1 mmol/L)人群脑卒中发生率是正常血糖人群的近 2 倍、糖尿病患者卒中率的 3 倍。日本山形县糖尿病研究(funagata diabetes study)示 IGT 人群卒中发生率明显增加[相对危险度(RR)＝1.51，95% CI 1.02～2.24]；急性心肌梗死患者血糖异常研究(GAMI)结果也表明，新诊断的 IGT(FPG＜6.1 mmol/L 且 2h PG 7.8～11.0 mmol/L)较 NGT(FPG＜6.1 mmol/L 且 2h PG＜7.8 mmol/L)人群心血管死亡率、非致死性心肌梗死发生率、脑卒中发生率及严重力心衰竭复合终点事件的发生率显著增高。

(3) IGT＋IFG 人群　Ford 等对 1997～2008 年糖尿病前期与心血管风险相关文献分析后发现：IFG＋IGT 人群(FPG 6.1～7 mmol/L；2h PG 7.8～11.1 mmol/L)与 NGT 人群比较心血管风险发生率增加 10%(RR 1.10，95% CI 0.99～1.23)。美国医疗保健研究和质量局(The Agency for Healthcare Research and Quality, AHRQ)分析发现 IFG＋IGT 人群大血管病变发生率及死亡率最高。国内研究表明，与 IFG 人群相比，IGT 和 IFG＋IGT 人群心血管疾病发生的风险较 IFG 人群分别增加 1.88 倍和 1.12 倍。

2. 糖尿病前期与微血管、神经病变发生风险

多项研究表明糖尿病前期即可出现轻度肾、视网膜微血管及神经病变[5]。美国糖尿病预防计划研究(DPP)发现，IGT 人群中早期视网膜病变患病率为 7.9%。美国国家健康与营养研究(National Health and Nutrition Examination Surveys，NHANES)数据显示，IFG 人群中慢性肾病患病率为 17.7%，显著高于 NGT 人群。另一项德国研究提示糖尿病前期已存在神经损伤，奥格斯堡研究发现 IGT 和 IFG 人群多发性神经病变的患病率分别为 13.0%和 11.3%，而 NGT 人群发病率仅为 7.4%。此外，Panzer 等临床试验证明，IFG 人群在运动试验后心率恢复较 NGT 人群更慢；Putz 等发现 IGT 人群体位改变时心率及血压调节受损。这提示糖尿病前期存在自主神经病变，主要累及迷走神经。

3. 糖尿病前期与恶性肿瘤死亡风险

欧洲糖尿病诊断标准的合作分析(DECODE)研究显示：糖尿病前期人群恶性肿瘤死亡率男性增加 13%，女性增加 11%。有研究对 2 780 名以色列糖尿病前期人群进行了 20 年随访，后发现 IGT、IFG 人群比血糖正常人群恶性肿瘤死亡风险增加 24%。另一项美国研究对 3 054 位成人行 OGTT 试验后发现 IGT 人群恶性肿瘤死亡风险比血糖正常者增加 87%，IGT 是恶性肿瘤死亡的独立危险因素[6]。

4. 糖尿病前期与其他疾病发生风险

有研究发现糖尿病前期与阿尔茨海默病的发生与发展有关[7]。对 1 173 名年龄≥75 岁且智力正常、无糖尿病的老年人进行长期随访，其中 47 位为临界糖尿病(任意时间血浆血糖 7.8～11.0 mmol/L)，随访 9 年后，307 例被诊断为阿尔茨海默病，校正风险比例(95% CI)为 1.77(1.06～2.97)。

四、药物干预对糖尿病发病率的影响

有些研究认为饮食控制、运动疗法等生活方式干预须长期坚持，依从性较差，早期进行药物干预可以最大程度减少胰岛功能的破坏及胰岛素抵抗的进展。目前药物干预种类繁多，如糖尿病治疗一线用药二甲双胍在糖尿病前期能有效延缓，甚至防治糖尿病的发生，并且其安全性已经得到证实。

1. 二甲双胍

美国糖尿病预防计划研究(DPP)将 FPG 5.3～6.9 mmol/L 或 OGTT 2h PG 7.8～11.0 mmol/L 的 3 242 名非糖尿病患者随机分配，分为安慰剂组、二甲双胍组(850 mg，每日 2 次)和强化生活方式干预组(减重 7%，体力活动每周>150 min)。结果显示，二甲双胍可使 2 型糖尿病发病率减少 31%，但对餐后血糖升高及老年人群疗效差；减重剂量在每日 2 550 mg 时疗效较好。国内有研究将 976 例 IFG 患者随机分为安慰剂组及二甲双胍组，分别给予安慰剂和二甲双胍(250 mg，每日 3 次)，随访 2 年后发现，二甲双胍组糖尿病的发生率仅为 4.1%，而安慰剂组为 10.1%($P>0.05$)[8]。

2. 阿卡波糖

一项多中心、随机双盲试验将 1 429 名符合 IGT 诊断标准且 FPG 在 5.5～7.8 mmol/L 的 IGT 患者随机分为阿卡波糖干预组(714 例，最大剂量为 100 mg，每日 3 次，平均每日 194 mg)及安慰剂组(715 例)，结果显示：阿卡波糖干预组患者的 2 型糖尿病累计发病率较安慰剂组下降 25%(32.4% v.s. 41.5%，$P<0.05$)，且向 NGT 转归比例也明显高于安慰剂组(35% v.s. 31%，$P<0.01$)。我国将 321 例 IGT 患者分为对照组、饮食运动组、阿卡波糖(50 mg，每日 3 次)干预组和二甲双胍(250 mg，每日 3 次)组，进行为期 3 年的多中心干预，研究结束时四组的糖尿病平均年发病率分别为 11.6%、8.2%、2.0%和 4.1%，其中阿卡波糖干预组和二甲双胍组的糖尿病发生危险分别降低87.8%和76.8%[9]。

3. 噻唑烷二酮(TZD)

有研究将 5 269 例糖尿病前期(IGT 或 IFG 或 IFG+IGT)患者随机分入安慰剂组($n=2\ 634$)和罗格列酮组(每日 8 mg，$n=2\ 365$)，随访 3 年后发现，罗格列酮组比安慰剂组糖尿病发生率减少 62%。吡格列酮预防糖尿病研究(ACT NOW)将 602 例年龄>18 岁、BMI≥25 kg/m^2 的 IGT(FPG 5.3～6.9 mmol/L，2h PG 7.8～11.0 mmol/L)患者随机分至吡格列酮组(起始剂量每日 30 mg，1 个月后增至每日 45 mg)或安慰剂组，随访 2.4 年后发现，吡格列酮组 2 型糖尿病年发病率为 2.1%，安慰剂组为 7.6%，吡格列酮组降低糖尿病转化风险 72%($P<0.001$)。

糖尿病前期人群启动药物干预的时间点尚无定论，我国推荐强化生活方式干预半年效果不佳，并有健康需求、经济医疗条件许可时经充分沟通后可考虑药物干预。

五、全科医生及基层医疗在糖尿病预防中的作用

我国 2 型糖尿病患病率逐渐升高，因此，糖尿病一级预防的意义日渐增大。社区是糖尿病防治的主战场，全科医生是糖尿病预防管理的主力军。目前我国经济水平和医疗保健体制条件下，糖尿病高危人群的管理应以生活方式干预为主，以降糖药物干预为辅。生活方式干预具有经济、高效、长久的优点，应大力提倡。糖尿病高危人群的管理主要在社区等基层医疗单位，由全科医生和慢病管理医护人员共同完成。在糖尿病患者生活方式干预工作中，全科医生积累了大量经验，应积极投入到糖尿病前期的管理中。除了血糖管理，心血管高危因素如高血压、血脂紊乱、吸烟的管理亦不能忽视。而多数糖尿病高危人群和糖尿病前期患者不能认识到糖尿病高危因素的存在和血糖轻度升高是一种疾病状态，因此不会主动就医，这就需要全科医生深入到社区加强宣传教育，提高社区人群对糖尿病的防控意识。全科医生应熟练掌握糖尿病高危因素，动员合并较多高危因素的就诊患者进行血糖筛查(如空腹血糖、随机血糖、OGTT)，对筛查出的糖尿病前期患者进行登记，纳入管理，定期随访。

六、精准医学与糖尿病的预防

近年来，精准医学逐渐成为热点，精准医学这个概念起源于个体化医疗（personalized medicine），因此精准医学和当代的个体化医疗本质相同[10]。2011 年，美国国家科学院下属国家安全委员会出版了《走向精准医学》一书，其中对精准医学的定义做了详细阐述，即依据每个个体的自身特点调整医疗计划，包括根据不同疾病的易感性、对不同治疗的反应性等，从而将各种疾病诊断分类为更细致合理的亚群，而这些都需要建立在遗传学信息和表型信息的整合研究基础之上。目前糖尿病尚无根治手段，因此通过精准医学的进展来更精准地预防糖尿病是目前最合理可行的措施。

1. 精准医学与 IGT 人群的干预

（1）药物遗传学和药物基因组学在糖尿病预防中的作用　　药物遗传学和药物基因组学在精准医学的发展中占有重要位置[11]。药物预防糖尿病的有效性也被日渐证实：二甲双胍在 IGT 人群中预防糖尿病的作用已被美国糖尿病预防计划（Diabetes Prevention Program，DPP）研究证实。有研究对 DPP 研究数据进一步分析，将二甲双胍干预的受试者分为干预有效和干预无效两组，将两组遗传学数据进行比对，发现基因位点 PRKAG2 和二甲双胍干预的有效性密切相关，这有效提高了我们对二甲双胍干预有效性预测的准确度，从而提高预防的效果，也避免了错失干预的时机。

（2）营养遗传学与营养基因组学　　大庆研究已证实饮食控制能有效预防糖尿病。然而，进食某种食物引起的血糖变化及其他代谢变化因人而异。Zeevi 等记录了 46 898 次餐后血糖水平，并分析了不同进餐种类与血糖升高的关系，发现个体差异极大。因此对 IGT 人群的饮食控制干预也应精准化，即既要通过监测血糖了解特定食物对于特定个体血糖的影响，分析并给出个体化的饮食方案，又要依靠营养遗传学和营养基因组学的研究最大程度的减少“试错法”的应用。

（3）基因组学与运动　　生活方式干预的有效措施之一是运动疗法，但不同个体对某种特定运动的获益亦不尽相同。Teran－Garcia 等在 2005 年就证明了 HIPC－314C＞T 的个体经过一般运动以后胰岛素敏感性会升高。近年来，包括非编码 RNA 的相关研究在内的转录组学和基因组学相结合的研究方法越来越受到认可，该领域的研究也日渐丰富，未来将可能对 IGT 患者开具个体化的运动处方。

2. 精准医学对糖尿病的早期预测

对 IGT 人群进行干预预防糖尿病的发生发展虽有成效，但仍有较多患者最终发展为糖尿病，因此，若能在前 IGT 阶段就展开预防，则能大幅度减少糖尿病的发生。

（1）肥胖人群与精准医学　　以重度肥胖人群为例，Carlssan 等发现代谢手术（胃肠道手术治疗肥胖）可大幅度降低术后 15 年内糖尿病发生风险。对于轻度肥胖人群，是否值得全面干预目前尚无定论。

(2) 血脂异常人群与精准医学　血脂异常通常早于 2 型糖尿病的发生，甚至早于 IGT 阶段。现有研究发现血脂异常可加重胰岛素抵抗、破坏胰岛 β 细胞功能，因此早期干预异常血脂可预防糖尿病的发生。

3. 精准医学在糖尿病预防中的作用

寻找预测糖尿病的新型标志物是精准医学的重要课题。目前已经有部分研究涉及此方向。Flowers 等发现在胰岛素抵抗与胰岛素敏感的个体中，循环 miR－193b、miR－22－3p、miR－320a、miR－375 和 miR－486 这 5 个 microRNA 的表达有显著差异，他们认为这些 microRNA 可能成为早期预测糖尿病的新型血清标志物[12]。

综上所述，精准医学的最终目标是有效预防糖尿病，其发展对糖尿病的精细诊断、个体化治疗有重要推动作用。一方面，日渐广泛的基因组学、转录组学、表观基因组学等“组学”研究可使现有干预手段及干预人群更加精细化，大幅度提升干预效果；另一方面，新型血清标志物(如非编码 RNA 等)的进一步研究很大程度上增加了糖尿病的早期预测的准确性，使早期筛选和早期干预成为可能，这也是精准医学发展的重要方向。有关糖尿病的 GWAS 研究已达数十项，与 2 型糖尿病有关的基因位点也被发现至少 70 余处。目前，关于糖尿病个体差异的精准机制尚未明确，生活方式干预及药物干预仍是最有效的糖尿病预防手段，但随着精准医学研究进展，糖尿病的预防必将有据可依、因人而异[13]。

参 考 文 献

[1] McNamarra BJ, Sanson-Fisher R. Type 2 diabetes in Indigenous populations: Quality of intervention research over 20 years[J]. Prev Med, 2011, 52: 3－9.

[2] Yang XJ, Zou SF, Xu Y. The influence of intensive lifestyle intervention on patients with isolated impaired fasting glucose: a meta-analysis[J]. J Adv Nurs, 2016, 72(11): 2587－2597.

[3] Backholer K, Peeters A, Herman WH. Diabetes prevention and treatment strategies: Are we doing enough?[J]. Diabetes Care, 2013, 36: 2714－9.

[4] Zhou H, Zhang X, Lu J. Progress on diabetic cerebrovascular diseases[J]. Bosn J Basic Med Sci, 2014, 14(4): 185－90.

[5] Forbes JM, Fotheringham AK. Vascular complications in diabetes: old messages, new thoughts[J]. Diabetologia, 2017, 19. doi: 10.1007/s00125－017－4360－x.

[6] Abdulkhaleq LA, Assi MA. Noor MHM Therapeutic uses of epicatechin in diabetes and cancer[J]. Vet World, 2017, 10(8): 869－872.

[7] Sebastião I, Candeias E, Santos MS. Insulin as a Bridge between Type 2 Diabetes and Alzheimer Disease-How Anti-Diabetics Could be a Solution for Dementia[J]. Front Endocrinol (Lausanne), 2014, 8(5): 110.

[8] Ulrike Hostalek, Mike Gwilt, Steven Hildemann. Therapeutic Use of Metformin in Prediabetes and Diabetes Prevention[J]. Drugs, 2015, 75: 1071－1094.

[9] Hu R, Li Y, Lv Q. Acarbose Monotherapy and Type 2 Diabetes Prevention in Eastern and Western Prediabetes: An Ethnicity-specific Meta-analysis[J]. Clin Ther, 2015, 37(8): 1798－1812.

[10] Śliwczynski A, Orlewska E. Precision medicine for managing chronic diseases[J]. Pol Arch Med Wewn, 2016, 18, 126(9): 681－687.

[11] Florez JC. Pharmacogenetics in type 2 diabetes: precision medicine or discovery tool[J]. Diabetologia, 2017,

60(5): 800 - 807.
[12] Párrizas M, Brugnara L, Esteban Y. Circulating miR - 192 and miR - 193b are markers of prediabetes and are modulated by an exercise intervention[J]. J Clin Endocrinol Metab, 2015, 100(3): 407 - 415. doi: 10.1210/jc.2014 - 2574.
[13] McAlister FA, Laupacis A, Armstrong PW. Finding the right balance between precision medicine and personalized care[J]. CMAJ, 2017, 21,189(33): 1065 - 1068. doi: 10.1503/cmaj.170107.

第十六章　糖尿病的二级预防

糖尿病的二级预防重点为并发症预防，即防止或延缓糖尿病并发症的发生发展。早诊断是关键，只有尽早发现糖尿病，最大限度的控制如高血糖、高血脂、高血压、肥胖，以及吸烟等导致并发症发生发展的危险因素，才能有效达到二级预防的目的。并发症的筛查十分重要，应定期对2型糖尿病患者进行糖尿病并发症，以及相关代谢疾病（如高血压、高血脂、心脑血管疾病等）的筛查，以便尽早进行干预。

一、HbA1c在糖尿病防治中的意义

2009年，美国糖尿病学会（ADA）、欧洲糖尿病学会（EASD）、国际糖尿病联盟（IDF）组成了国际专家委员会，结合了埃及、Pima印第安人、全美健康和营养调查Ⅲ（NHANES-3）流行病学调查结果，表示同意将HbA1c 6.5%作为糖尿病诊断的切点，因其可以有效判别进展型视网膜病变的风险，对诊断糖尿病具有较高的敏感性和特异性。2010年ADA和世界卫生组织（WHO）分别于2010年和2011年正式将HbA1c≥6.5%作为糖尿病的诊断切点。

1. HbA1c诊断切点与糖尿病的筛查

糖尿病筛查的目的是准确识别出糖尿病患者或糖尿病高危人群，对相关指标的敏感性要求较高。研究发现单用HbA1c切点或单用FPG或其他筛查指标漏诊率普遍较高：NHANES-3研究发现，与FPG相比，单用HbA1c≥6.5%对糖尿病患者的漏诊率约为33%。国内研究显示，根据HbA1c≥6.5%诊断中国成人糖尿病的合并敏感性为62%，合并特异性为96%，漏诊率较高。若以HbA1c 6.2%～6.3%作为切点筛查社区糖尿病，仍有30%～50%的漏诊率。事实上，单用FPG或HbA1c进行筛查的敏感性分别为72.5%～89.0%和66.9%～81.0%，而采用FPG或HbA1c的诊断切点可将敏感性提高至91.85%～96.50%，因此将两者联合使用可显著提高糖尿病筛查的敏感性和特异性[1]。

2. HbA1c诊断切点与糖尿病预防

空腹血糖调节受损（IGR）患者是糖尿病的高危人群，其进展为糖尿病的风险远高于血糖调节正常的个体，因此，筛查、干预此类高危人群是预防糖尿病的重中之重。目前使用HbA1c作为诊断糖尿病前期尚存争议，因其直接影响到何时开始采取糖尿病

的预防措施及成本效益等。IGR 包括单纯 FPG 受损、单纯糖耐量受损和单纯 FPG 受损+糖耐量受损 3 个亚组，因 HbA1c 与 FPG、2h PG 一致性差异较大，所以凭 HbA1c 单一切点值并不能像血糖一样划分 IGR。HbA1c 诊断切点与糖尿病预防的核心问题在于采用的 HbA1c 切点是否具有最佳的糖尿病预测价值，实施干预后能否取得糖尿病预防的最大效益[2,3]。2009 年国际专家委员会指出 HbA1c 6.0%～6.4%时较容易发展为糖尿病，应尽早干预。2010 年 ADA 将 HbA1c 5.7%～6.4%人群与单纯 FPG 受损和(或)糖耐量受损人群共同列为糖尿病高危人群。

二、糖尿病并发症的防治

糖尿病的慢性并发症主要表现为大血管、微血管及神经病变，糖尿病的二级预防主要是延缓此类并发症的发生发展。

1. 糖尿病大血管病变

糖尿病患者高血糖状态容易导致血管硬化，使心肌梗死、脑血管意外等发生率显著增高。因此，糖尿病患者必须严格控制血糖、血压、血脂，控制饮食、增强锻炼，遵医嘱进行药物干预，定期筛查并发症，从而延缓心脑血管疾病的发生。

2. 糖尿病肾病

糖尿病肾病是糖尿病的常见并发症，是糖尿病全身性微血管病变的重要表现形式，最显著的临床表现为蛋白尿，渐进性肾功能损害伴有高血压、水肿，晚期可出现严重得肾功能衰竭，是糖尿病患者终末期主要死亡原因之一。目前对于糖尿病肾病的治疗主要为药物治疗、透析治疗、肾移植或肾胰联合移植、中医活血化瘀等。糖尿病患者应定期作并发症筛查，尽早治疗，遵医嘱用药，最大限度的延缓糖尿病肾病的发生和进展。

3. 糖尿病眼病

糖尿病引起的多种眼病中，视网膜病变最为常见，糖尿病视网膜病变的患病率根据糖尿病病程发展而有所不同。有研究显示糖尿病人群发生视网膜病变的概率为21%～36%，对视力影响最大。预防是防治糖尿病眼病的最重要环节，因糖尿病视网膜病变早期常无明显症状，因此对早期糖尿病患者即需开展全面的眼底检查。为延缓糖尿病眼病的发生发展，应严格控制血糖，使空腹和餐后血糖均接近正常水平，HbA1c 控制在 7%以下。平时应注意眼部清洁及护理，亦可通过按摩进行眼部保健。激光治疗是糖尿病视网膜病变的有效手段。

4. 糖尿病神经病变

糖尿病神经病变可累及中枢神经系统及周围神经系统，以周围神经系统病变较为常见。在周围神经系统病变中，最高发的是远端感觉神经病，约占所有糖尿病神经病变总量的一半以上。糖尿病患者应常规进行神经肌电图检查、胃肠自主神经功能检查、心血管自主神经损伤的有关检查、膀胱功能检测等，以便早日诊断糖尿病神经病变。药物在延缓糖尿病神经病变的发生发展过程中起了重要作用：α-硫辛酸能抑制神经氧化应激过程，增强神经内 Na^{+}-K^{+}-ATP 酶的活性，加快神经传导速度，改善神经血供，从而减弱糖尿病神经病变的临床症状。甲钴胺可促进合成卵磷脂(髓鞘的主要成分)，卵磷脂在神经元(包括施旺氏细胞)的核酸和蛋白质的合成代谢中起重要作用，促进神经轴索的再生，从而恢复神经传导速度。前列腺素 E、血管紧张素转化酶抑制剂、活血化瘀的中药等可扩张血管，改善神经的微循环，增加神经的血供，有效缓解糖尿病神经病变引起的针刺样疼痛、麻木等。

上述皆为糖尿病患者最为常见的慢性并发症，若不能早发现早治疗，将严重影响患者的生活质量，严重者可危及生命[4]。由此可见，糖尿病并发症是否得到控制将直接影响到患者生活质量及生命安全，因此糖尿病并发症的防治将是糖尿病防治的永恒课题。

参考文献

[1] 周健，庞璨，包玉倩. HbA1c 诊断糖尿病的关键问题：诊断切点及与糖尿病筛查和预防中华糖尿病杂志，2014，6(12)：845-848.

[2] Tankova T, Chakarova N, Dakovska L, et al. Assessment of HbAlc as a diagnostic tool in diabetes and prediabetes[J]. Acta Diabetol, 2012, 49: 371-378.

[3] Zhou J, Mo Y, Li H, et al. Relationship between HbAlc and continuous glucose monitoring in Chinese population: a muhicenter study[J]. PLoS One, 2013, 8: 83827.

[4] Skyler JS. Primary and secondary prevention of Type 1 diabetes[J]. Diabet Med, 2013, 30(2): 161-169.

第十七章　糖尿病的三级预防

糖尿病的三级预防，主要是减少糖尿病的致残率及死亡率，提高糖尿病患者的生活质量。多项研究证实，较好的控制血糖、血压可有效延缓糖尿病并发症的发生发展，降低糖尿病患者的残废率和死亡率。

一、失明的预防

糖尿病视网膜病变终末期可引起失明，因此，糖尿病患者须定期进行眼底检查以便筛查眼部并发症。糖尿病眼病在严格控制血糖的基础上，可加以激光、手术等治疗，如视网膜剥离、糖尿病性青光眼患者可尽早手术避免失明，糖尿病合并白内障患者亦可通过手术恢复视力。

二、肾功能衰竭的预防

糖尿病肾病终末期进展为肾衰竭，严格控制血糖、血压可有效延缓糖尿病肾病的进展，糖尿病肾病伴高血压首选血管紧张素转化酶抑制剂（ACEI）或其受体的抑制剂（ARB），限制蛋白饮食，尤其是限制植物蛋白的摄入，在延缓糖尿病肾病的发展过程中较为重要。

三、严重周围神经病变的预防

周围神经病变严重者会出现疼痛、麻木，影响患者生活质量。严格控制血糖可有效预防、缓解神经病变，如痛性神经病变，患者病情往往在血糖控制达标并稳定一段时间后逐渐好转。

四、糖尿病足的预防

严重的糖尿病足最后往往导致截肢，严重影响患者后期生活质量。对糖尿病患者进行糖尿病控制和足保护宣教可以有效减少截肢率。糖尿病足分为湿性坏疽、干性坏疽和混合性坏疽三类。现阶段糖尿病足的治疗方法主要为截肢、搭桥、干细胞移植，然而，结合患者年龄（糖尿病足患者通常高龄）、手术创伤面，该类患者手术伤口较难愈合，极易发生感染，预后差。有研究显示糖尿病足患者截肢后2年内死亡率为51%，内侧肢体截肢率大于50%。其中，湿性坏疽患者最易感染，因此对糖尿病足来说，清创至关重要。干性坏疽感染发生率低于湿性坏疽，通常先使用胰岛素使血糖控制在目标范围后，再进一步进行创面切开引流、清创及消炎止疼。此外，糖尿病足患者应做好饮食管理，合理运动，按医嘱用药，每日检查足部是否有破损或不适[1]。

综上，糖尿病的预防极为重要，需要社会各界的积极参与。糖尿病的一级预防主战场在社区，需要政府和社会各有关方面的支持，以及全社会的动员。糖尿病的二级预防主要在综合性医院糖尿病专科的指导下，对糖尿病患者进行更加规范的管理、教育、护理及治疗。糖尿病的三级防治需要各个学科共同努力，社区医疗机构的督促、随访，综合防治与专科医疗相结合，使患者得到最经济有效的治疗。糖尿病患者应严格控制血糖，尽可能使血糖降至正常或接近正常，控制血压，纠正高脂血症，控制饮食，适量运动，遵医嘱用药，定期筛查并发症。此外，糖尿病患者与医生建立相互信任的医患关系亦是糖尿病防治工作的重要保障[2]。

参考文献

[1] Lim JZ, Ng NS, Thomas C. Prevention and treatment of diabetic foot ulcers[J]. J R Soc Med, 2017, 110(3): 104-109.

[2] Mutie PM, Giordano GN, Franks PW. Lifestyle precision medicine: the next generation in type 2 diabetes prevention[J]. BMC Med, 2017, 15(1): 171.

现代研究篇

据统计，目前全球糖尿病患者约4.25亿，主要为2型糖尿病，占糖尿病总人数90%以上。糖尿病作为慢性病不仅降低患者的生活质量，其急、慢性并发症严重危害患者健康及生命，糖尿病患者数量庞大，亦对国家医疗保健系统造成巨大负担。糖尿病尚无办法治愈，对其研究也未曾停止，本章主要介绍糖尿病病因、治疗方面新进展。

第十八章　流行病学与病理生理学研究

现代人生活方式以久坐、高热量饮食为主，肥胖及2型糖尿病患者数量激增。据统计，2型糖尿病发病及流行有一定的地域特点，发病较高的国家主要为低等至中等收入国家(占80%)。但自1980年开始，全世界各国的糖尿病患病率都出现了逐年增高的情况。此外，全世界仍有3.18亿人群血糖调节受损(糖尿病前期状态)，但经过生活方式干预、药物干预可阻止或延缓其发展为2型糖尿病。病因方面，现认为导致2型糖尿病的发病主要是遗传因素和环境因素。血糖遗传性状变异体有常见变异体(已被鉴定)和其他罕见变异体，但常见变异体只占10%，因此对罕见变异体的鉴定在研究糖尿病发生的遗传机制中尤为重要[1]。另有研究发现，遗传因素评分与糖尿病全因死亡具有极强相关性，尤其是在那些患肥胖和糖尿病的非西班牙裔白人中，这一相关性更加显著，这表明环境与生活方式是影响糖尿病死亡率的重要因素[2]。

2型糖尿病的特征：2型糖尿病主要以胰岛素抵抗、高胰岛素血症和胰岛β细胞衰竭为特点，胰岛细胞凋亡率可达50%。其他的病理生理因素如肠促胰岛素效应、肠道菌群的改变、免疫调节的异常和炎症也是糖尿病发病的原因之一，解决这些影响因素即有可能成为糖尿病治疗的新突破口。持续高血糖状态可引起微血管和大血管并发症，其机制为内皮功能受损、晚期糖基化终产物形成、血液高凝、血小板反应性增加、钠-葡萄糖共转运蛋白-2(SGLT-2)高表达等，以上这些都是糖尿病的治疗靶点[3]。

参考文献

[1] Antosik K, Borowiec M. Genetic Factors of Diabetes[J]. Arch Immunol Ther Exp (Warsz), 2016, 12(64): 157-160.

[2] Kolb H, Martin S. Environmental/lifestyle factors in the pathogenesis and prevention of type 2 diabetes[J]. BMC Medicine, 2017, 15: 131.

[3] Zaccardi F, Webb DR, Htike ZZ. Efficacy and safety of sodium-glucose co-transporter-2 inhibitors in type 2 diabetes mellitus: systematic review and network meta-analysis[J]. Diabetes Obes Metab, 2016, 18(8): 783-794.

第十九章　2型糖尿病的预防研究

研究表明，有效生活方式干预(控制饮食、合理运动)能控制肥胖缓解血糖调节受损，从而预防2型糖尿病，药物干预方面如二甲双胍与噻唑烷二酮的药理学效应也在一定程度上具有预防糖尿病的作用。美国糖尿病预防计划(DPP)研究对3 234例超重或肥胖伴葡萄糖耐量受损的患者进行平均2.8年的随访，排除性别、种族、遗传倾向等混杂因素后发现，合理运动和减脂饮食能降低2型糖尿病发病风险，且生活方式干预比口服二甲双胍更为有效。DPP 15年的随访(DPPOS)研究显示，生活方式干预可使糖尿病发病率减少27%，而口服二甲双胍只能降低18%。但口服二甲双胍对降低有妊娠糖尿病病史女性的糖尿病发生率最有效。

第二十章　2型糖尿病的筛查与早期诊断研究

2型糖尿病高危人群及患者须定期进行糖尿病并发症筛查，以减少糖尿病慢性并发症如微血管、大血管并发症的发生发展。机会筛查是目前国际上经验证且较为推荐的筛查方式，通过机会筛查可识别糖尿病高危人群，进而通过空腹血糖、HbA1c或OGTT试验确诊。现有研究表明HbA1c能预测视网膜病变情况，也是2型糖尿病的主要诊断方法之一，但不能用于未成年人群、孕妇或严重贫血患者的诊断。

随着糖尿病诊断技术的日益强大，很多2型糖尿病往往在年轻时就已确诊，因此1型糖尿病、2型糖尿病、单基因糖尿病、成年发病型糖尿病(maturity onset diabetes of the young, MODY)四者有时难以鉴别。血浆C肽不受胰岛素的影响并可作为循环血浆胰岛素的替代标志，但C肽在1型糖尿病初诊的3年内通常无法检测。对于MODY，特别是一些年轻(25岁以下)、病情较轻且伴糖尿病家族史的非肥胖患者，常需要较高水平的临床鉴别。此外，基因检测对诊断MODY也颇为重要，常见基因(HNF-1α、HNF-4α和GCK等)突变往往与MODY的发病相关[1]。另外，有些自身免疫性糖尿病的表型和自然史与1型糖尿病非常相似容易误诊，但其临床症状往往为短暂发作、胰岛素治疗后病情迅速进展(约6个月)。

现代研究篇

参考文献

[1] Yamagata K. Roles of HNF1α and HNF4α in pancreatic β-cells: lessons from a monogenic form of diabetes (MODY)[J]. Vitam Horm, 2014, 95: 407-23.

第二十一章　糖尿病的治疗研究

一、饮食和运动疗法

饮食运动疗法是糖尿病治疗的基础，控制饮食、增加运动量能有效延缓糖尿病及其并发症的发生发展。中国科学院大连化学物理研究所生物技术研究部高分辨分离分析和代谢组学研究组（180 组）与丹麦哥本哈根大学临床和生物化学系及德国图宾根大学医学院合作，对糖尿病患者运动后代谢和基因转录的变化进行研究。研究人员让 2 型糖尿病患者在 50%最大摄氧量条件下进行 60 min 的中等强度运动，结果表明，在运动过程中，2 型糖尿病患者骨骼肌中的葡萄糖、氨基酸代谢显著高于正常人。与正常人相比，糖尿病患者可以从中等强度的运动中获益更多。此研究也为改善 2 型糖尿病患者血糖和氨基酸代谢新机制提供了更多证据[1]。

二、2 型糖尿病的新型药物治疗

肠促胰岛素治疗日渐广泛，包括口服 DPP－4 抑制剂和皮下注射 GLP－1 受体激动剂。目前临床应用较普遍的是 DPP－4 抑制剂，如沙格列汀、西格列汀，其降糖机制为抑制 DPP－4 活性，减少 GLP－1 的降解从而达到降糖目的。DPP－4 抑制剂能使 HbA1c 下降 0.7%，单用低血糖风险较低[2]。此外，对于中重度肾功能衰竭患者亦有较好的安全性与耐受性。GLP－1 激动剂能加强 GLP－1 效应，促进胰岛素分泌、减少胰高血糖素分泌、降低肝糖原输出、延迟胃排空并增加饱腹感。GLP－1 激动剂不仅能有效控制血糖，使 HbA1c 下降 1%，且单独使用低血糖风险较低，还能减重4 kg。随着剂量滴定，其主要副反应如恶心、呕吐等将会明显缓解。GLP－1 受体激动剂与胰岛素的联用（如德谷胰岛素与利拉鲁肽、甘精胰岛素与利西拉来的联用），能降低单用胰岛素导致的低血糖风险，还能降低胰岛素剂量。目前临床上使用较多的为艾塞那肽与利拉鲁肽。GLP－1 受体激动剂禁用于慢性胰腺炎或胰腺癌史患者。

SGLT－2 抑制剂（如达格列净）等是现阶段较新的降糖药，其机制为抑制肾近端小管 SGLT－2 的分泌来增加葡萄糖从尿中排泄。研究显示 SGLT－2 抑制剂能有效降低血糖，使 HbA1c 下降 0.7%，还能通过增加尿中能量和糖的排泄来降低体重。

SGLT-2抑制剂单用不会引起低血糖，但可能引起尿路或生殖道感染（女性常见），还有糖尿病性酮症酸中毒风险，因此在急性起病或住院期间应停用。此外，有研究显示某些 SGLT-2 抑制剂与骨折、外周血管疾病的发生相关，严重肾功能衰竭患者（eGFR＜30 mL/min/1.73 m^2）禁用[3]。

三、胰岛素治疗

2 型糖尿病的特征是诊断时胰岛素抵抗、胰岛素分泌受损及胰岛 β 细胞功能进行性紊乱。因此，胰岛素是治疗糖尿病及其并发症最常用及有效的方法。美国约翰霍普金斯大学医学院 Thomas Donner 等对 2 型糖尿病患者的胰岛素治疗新进展进行了研究，发现 2 型糖尿病患者一旦出现口服降糖药物治疗不能有效控制血糖或出现临床症状时，即可开始胰岛素治疗。最近研究显示，在原有降糖方案中另加入基础、餐时或中效预混胰岛素可以明显降低 HbA1c 水平。现有研究发现，睡前使用长效胰岛素类似物比睡前使用中效胰岛素（NPH）低血糖风险更低，而对 HbA1c 的减低作用无明显差异；短效胰岛素类似物控制餐后高血糖效果优于普通胰岛素，且能使 HbA1c 水平轻度下降。低血糖和增重是胰岛素治疗最主要的不良反应，研究显示，将基础胰岛素与二甲双胍、胰岛素促泌剂或 DPP-4 抑制剂联用进行初始治疗可显著降低低血糖和增重风险。对于糖尿病病程较短、年轻、预期寿命较长、无终末器官并发症的患者，应严格控制血糖至正常水平。而对于高龄、伴发病多、预期生存年限较少、严重低血糖事件高危患者，血糖控制可放宽，使 HbA1c 降至 7%～8%即可。

胰岛素注射技术：① 无针注射。有研究显示，与有针注射相比，无针注射使葡萄糖输注速率达峰时间显著提前。② 持续性皮下胰岛素输注。持续性皮下胰岛素输注（CSⅡ）因其降糖效果好，不良反应少，已被广泛应用于临床。③ 基于微电子机械工艺技术（MEMS）的微针技术。MEMS 能制作直径小至微米的微针，完成高效胰岛素传送，还能进行连续血糖监测。④ 经腹腔持续胰岛素输注。腹腔输注能使胰岛素更快更直接的被门脉系统吸收，可以减少胰岛素使用量，从而减少增重及胰岛素抵抗等副反应。但因其高感染风险，暂未被普及。⑤ 其他：如建立人体皮下注射的阻抗模型，定量评估注射速度等。

四、原位促进新 β 细胞形成治疗 1 型糖尿病

治疗 1 型糖尿病的一种方法是通过细胞移植来有效的替换受损的胰岛 β 细胞，此项技术虽有成功案例，但由于提供细胞的来源多为尸体捐献，数量有限，实施可行性受阻，因此需要寻找其他方法来替代捐献的 β 细胞。近期，Melton 等提出了一种原位促进新 β 细胞形成的方法[4]。他们在活体成年糖尿病小鼠的胰腺中，以腺病毒作为载体，

利用胰腺的转录因子成功地把胰腺腺泡细胞转化成一种与β细胞非常相似的新型细胞。他们最初尝试了9个已知与β细胞发育相关且突变后将影响β细胞表型的转录因子，将表达这些不同转录因子的载体注入免疫缺陷小鼠的胰腺内，之后通过反复实验，最后确定了一个最小的转录因子组合，它能够使大于20%的转录细胞表达胰岛素。有趣的是，新获得的产胰岛素细胞可以表达除胰岛素外的一系列胰腺β细胞基因（不表达非β细胞基因），并且具有正常β细胞的形态特征，这些细胞使糖尿病小鼠的血糖维持在较低状态。此类新型胰岛素分泌细胞被证明是来自胰腺腺泡细胞。然而，因为腺病毒载体对腺泡细胞有显著趋向性，所以该实验仅有效地说明了这种细胞的转分化能力，并未能说明胰腺其他细胞亦具有这一能力。但这项研究为腺泡细胞体内转分化治疗糖尿病开辟了新天地。

参考文献

[1] Dunkley AJ, Tyrer F, Doherty Y. Development of a multi-component lifestyle intervention for preventing type 2 diabetes and cardiovascular risk factors in adults with intellectual disabilities[J]. J Public Health (Oxf), 2017, (17): 1-10.

[2] Singh AK, Jatwa R, Purohit A. Synthetic and phytocompounds based dipeptidyl peptidase-Ⅳ (DPP-Ⅳ) inhibitors for therapeutics of diabetes[J]. J Asian Nat Prod Res, 2017, 19(10): 1036-1045.

[3] Karagiannis T, Bekiari E, Tsapas A. Canagliflozin in the treatment of type 2 diabetes: an evidence-based review of its place in therapy[J]. Core Evid, 2017, 15(12): 1-10.

[4] Melton DA. Using stem cells to study and possibly treat type 1 diabetes[J]. Philos Trans R Soc Lond B Biol Sci, 2011, 366(1575): 2307-2311.

第二十二章　糖尿病并发症的治疗进展研究

一、糖尿病大血管病变

糖尿病大血管病变主要为心脑血管病变。根据近年来对 2 型糖尿病的大型临床随机试验显示：在以葡萄糖及胰岛素调节异常为主的全身代谢疾病中，除了高血糖及高胰岛素血症，还需重视高血脂、高血压、凝血功能异常等，因其在心血管病的发生发展中皆起着重要作用。糖尿病心血管并发症防治目标如下。

1. 高血糖及胰岛素抵抗为治疗靶目标

糖尿病主要表现为高血糖，持续高血糖状态将严重损坏血管功能使血脂代谢紊乱、影响凝血系统。流行病学调查显示高血糖水平与大血管事件的发生相关。在 UKPDS 发现高 HbA1c>6.2%，血糖相关性大血管危险性将增加。另一项接近 10 万例的糖尿病荟萃分析(Meta 分析)显示，血浆葡萄糖水平是心血管危险性增加的独立影响因素，而且这种效应往往始于糖尿病前期。餐后高血糖可加剧胰岛素抵抗、加重 β 细胞功能的破坏，使胰岛素分泌第一相消失。HbA1c 为长期血糖水平指标，一定程度上相当于一定时间内的餐后血糖及空腹血糖，因餐后血糖峰值高，持续时间长，因此与 HbA1c 相关性最强。餐后高血糖可损伤动脉内皮细胞，使 NO、凝血酶原激活物分泌减少，内皮素分泌增多，内皮黏附因子、生长因子、血管基质增加，从而形成动脉粥样硬化与其他血管并发症。现有研究显示，餐后血糖是心血管并发症的独立危险因素，与心肌梗死发生率及致死性心血管事件发生密切相关[1]。

2 型糖尿病的另一表现为胰岛素抵抗。有研究显示，胰岛素抵抗程度直接与心脑血管疾病(如心肌梗死、脑卒中及周围血管病)的患病相关。UKPDS 发现二甲双胍(metformin)可通过改善胰岛素抵抗而减少心血管事件的发生，而在磺脲类药物中加用二甲双胍则可使心血管风险增加。近来胰岛素增敏剂噻唑烷二酮(TZDs)因心血管副反应临床应用较少，TZDs 能激活过氧化物酶体增殖物受体 r 亚型(PPAR－r)，增加胰岛素敏感性、减少胰岛素抵抗而降低血糖。因为 PPAR－r 可能有抗炎性能，所以认为 TZDs 可能对粥样斑块直接有效。

2. 治疗血脂异常

2 型糖尿病患者往往 TG、LDL 升高，HDL 减低。HMG CoA 还原酶抑制剂(他汀类)可减少极低密度脂蛋白(very low density lipoprotein, VLDL)分泌并促进其分解。研究发现,心血管事件发生危险性较高的患者降脂效果强于非糖尿病患者。北欧辛伐他汀生存研究(4S)显示,辛伐他汀可使糖尿病患者总病死率下降 43%,使非糖尿病患者病死率下降 29%;同时,辛伐他汀还可使糖尿病继发心肌梗死发生率下降 55%,而非糖尿病患者仅下降 32%[2]。对心脏保护研究(heart protect study, HPS)的 4 000 多例的糖尿病患者进行研究,发现辛伐他汀降低急性冠状动脉综合征、卒中或血管重建术的联合终点危险为 25%。另有研究显示 2 万病例中,经普伐他汀治疗的糖尿病患者冠心病死亡、非致死性心肌梗死、经皮腔内冠状动脉成形术(percutaneous transluminal coronary angioplasty, PTCA)、冠状动脉旁路移植(cardiac artery bypass graft, CABG)、卒中联合终点下降了 26%($P<0.002$),而非糖尿病患者下降 23%($P<0.001$)。

贝特酸类衍生物在糖尿病血脂异常的治疗中也应用广泛,因其能有效降低 TG 及升高 HDL。吉非贝齐能使心肌梗死风险降低 24%,与非糖尿病患者相似。另有研究表明,贝特酸类可能具有独立于降脂以外的抗动脉粥样硬化效应,如贝特酸类与 PPAR－r 结合可能有抗炎作用:非诺贝特与 PPAR－r 结合,可加速 HDL 的成熟并促使周围血管中的胆固醇转至肝脏。

此外,研究发现胆固醇酯转移蛋白(cholestery ester transfer protein, CETP)抑制剂可显著升高 HDL 水平,小规模人群试验显示 CETP 抑制剂可使 HDL－C 升高 50%;烟酸也能使糖尿病患者 HDL 水平升高,但需监测血糖;少数患者也可以将他汀类与贝特酸类药物联合使用,但须注意监测肌酶及肝功能。

3. 治疗高血压

高血压在 2 型糖尿病患者中非常多见。研究显示,糖尿病患者高血压得患病率高出非糖尿病患者近 2 倍,在糖尿病肾病人群中,85%患者合并有高血压。在多项大型临床研究中显示,较严格地控制高血压可更显著降低心血管事件。美国糖尿病协会(American Diabetes Association, ADA)认为糖尿病患者的血压应控制在130/80 mmHg以下,对于高血压伴糖尿病肾病的患者,24 h 尿蛋白尿≥1 g,血压应控制在 120/75 mmHg 以下,而达到这一目标通常需要 1 个以上的降压药物。目前常用的药物如利尿剂、β受体阻滞剂、钙拮抗剂、血管紧张素转换酶抑制剂(angiotensin-converting enzyme inhibition, ACEI)及血管紧张素Ⅱ受体阻滞剂(ARB)等都能有效降低糖尿病患者的血压。糖尿病患者合并高血压,其用药应首先考虑那些对糖代谢、脂代谢影响小且不加重胰岛素抵抗的降压药。此外,HOPE 研究发现,雷米普利能明显减少糖尿病合并心肌梗死和卒中的病死率[3];LIFE 研究发现,与阿替洛尔相比,氯沙坦更能降低糖尿病合并高血压及左室肥厚患者的总死亡率及心血管死亡率。

4. 外周血管病的治疗

有关糖尿病患者周围血管病药物治疗的资料并不多,目前尚无证据证明严格控制血糖、血压或应用抗血小板药能减少间歇性跛行或下肢缺血。糖尿病易发生足部溃疡,其危险因素包括性别(男性多于女性)、长期高血糖状态及糖尿病病程,其发生常与严重的大血管病变及神经病变相关。因此,糖尿病患者每日需仔细检查足部,尤其是趾甲、皮肤裂痕是否破损及小溃疡;若溃疡不加以治疗,严重可致截肢。现有研究显示,运动疗法及西洛他唑可改善周围血管病患者的行走距离:与对照组相比,进行有指导的运动可使行走距离增加 122%;与安慰剂相比,西洛他唑可使间歇性跛行患者行走距离增加 35%~50%[4]。西洛他唑为 3 型磷酸二酯酶抑制剂,可拮抗血小板活性,但改善运动距离的机制尚未明确。

5. 脑血管病

伴有脑血管动脉粥样硬化的糖尿病患者应早期使用血小板拮抗剂、他汀类药物及 ACEI。与单纯药物治疗相比,药物治疗联合外科血管重建术更能减少颈内动脉粥样硬化患者卒中的发生率。研究发现,糖尿病患者颈动脉内膜切除术后 30 天及 1 年内心血管病死率有所增加,主要由于冠状动脉事件增多所致[5]。糖尿病患者与非糖尿病患者在围手术期发生卒中的概率无明显差异,但糖尿病患者住院时间趋于延长。

二、糖尿病肾脏病

目前,全世界糖尿病患者不断增多,因此糖尿病肾脏病(diabetic kidney disease, DKD)患者的数量亦相应增加。DKD 减少糖尿病患者的生存年限,也增加其他心血管疾病的发病风险;目前对于 DKD 的治疗主要是严格控制血糖,使用肾素-血管紧张素抑制剂控制血压和尿蛋白,这在很大程度上降低了 DKD 进展的风险,但在终末期肾病病因中,DKD 仍占首位,大大增加终末期肾病患者的死亡风险。因此,迫切需要新的治疗方法。美国华盛顿大学医学院的 Alicic 等探讨了糖尿病肾病治疗的新进展,发现近年来,随着人们对 DKD 发病机制的认识不断深入,发现了一些新的治疗靶点,如 Janus 激酶、蛋白激酶 C、纤维化和晚期糖化终末产物抑制剂的治疗和内皮素等[6]。

三、糖尿病性视网膜病变

1. 内科治疗

糖尿病性视网膜病变(DR)为微血管病变,主要通过严格控制血糖、血压、血脂来延缓微血管病变的发生发展。目前临床上有较多药物治疗糖尿病视网膜病变,如羟苯磺酸钙能减轻血管通透性、改善血液高黏滞性、抗血小板凝集,因而被广泛用于治疗糖尿病视网膜病变。羟苯磺酸钙为一种特异性视网膜保护剂,可保护血视网膜屏障(blood-retinal barrier, BRB)免受损害,在延缓糖尿病眼病的进程中起重要作用。有研究显示,羟苯磺酸钙抗氧化、抗炎的作用与其剂量呈正相关。此外,临床试验表明,羟苯磺酸钙能降低毛细血管脆性,保护微血管。胰激肽原酶肠溶片、复方芦丁片、阿司匹林、卵磷脂络合碘片、β胡萝卜素及中医中药也广泛应用于临床。

2. 外科治疗

全视网膜激光光凝技术(PRP光凝技术)、局部激光、玻璃体切割手术等为传统手术方法。新兴的方法有在药物辅助下行玻璃体切割术治疗增生性糖尿病视网膜病变：术前于玻璃体内注射贝伐珠单抗注射液(Avastin)可抑制新生血管生成，减少术中出血，术中再于玻璃体内注射曲安奈德，标记剥膜。Avastin是一种新型的抗血管内皮生长因子人源化单克隆抗体，通过阻断VEGF与其受体结合而发挥作用。传统玻璃体切割术中以玻璃体切割手术刀或带硅胶头吸引笛针制作玻璃体后脱离，但易发生并发症。曲安奈德是一种长效糖皮质激素，注射剂为白色混悬液，可被玻璃体胶原纤维吸附，从而使玻璃体被染色而变得可见。曲安奈德玻璃体切割术的关键是完全彻底的切除玻璃体后皮质。在玻璃体切割术中使用曲安奈德显示玻璃体及后皮质作为玻璃体切割术的辅助手段，可以更加完全的清除残留的玻璃体组织[7]。

四、糖尿病周围神经病变

糖尿病周围神经病变是糖尿病最常见的慢性并发症之一，严重影响患者的生活质量，严重者可致残。长期以来，对糖尿病神经病变发病机制的研究层出不穷，现已知糖尿病神经病变与缺血、缺氧、氧自由基和糖基化终产物增多、高血糖-山梨醇旁路活性异常等有关，最近研究发现，糖尿病神经病变还与细胞因子、微囊蛋白(Cav－1)、神经营养因子(neuritin)等相关。

1. 细胞因子

目前认为长期高血糖可引起代谢异常，使施旺细胞和轴突的结构、功能发生改，而这整个过程是由某些介质介导的，这些介质一旦被激活就能独立发挥作用。研究发现，神经损伤部位含有大量胞外介质，包括细胞因子、生长因子和朊酶类[8]。

高血糖状态能阻碍施旺细胞及细胞因子介导的神经修复，促进糖尿病神经病变的发生发展。施旺细胞-轴突接触相互作用维持有髓神经纤维的稳态，这对于轴突再生、修复极为重要。细胞因子调控施旺细胞-轴突稳态和神经再生，在延缓糖尿病神经病变发生发展过程中起重要作用。现认为糖尿病患者体内胰岛素样生长因子－1(insulin-like growth factor－1, IGF－1)和神经生长因子(nerve growth factor, NGF)表达下降，这可能与糖尿病外周神经病变的发生、发展相关。

2. 微囊蛋白

微囊蛋白(Cav－1)是质膜微囊形成的一种嵌膜蛋白，参与细胞的胆固醇代谢过程。现有研究提示Cav－1与施旺细胞的结构功能有一定关联。目前认为Cav－1可抑制内源性的内皮细胞氮氧化物合酶(endothelial nitric oxide synthase, eNOS)的活性，同时减少NO的释放[9]。Cav－1表达的改变可影响神经调节蛋白的信号通路，其机制可能是阻碍神经调节蛋白与某些受体的结合，抑制相关酪氨酸激酶的活性。

3. Neuritin

Neuritin 是背根神经节小神经元表达的一种蛋白，它可沿坐骨神经顺轴突或逆轴突运输。Neuritin 能促进感觉神经元轴突的生长，包括促进损伤神经元的反应性再生和非损伤神经元末端侧索生芽，在神经元的分化、功能修复方面起作用。现已证实糖尿病患者施旺细胞分泌神经生长因子(NGF)减少，导致轴突再生障碍。新近研究发现，neuritin 在 NGF 促进感觉神经元轴突生长过程中起介导作用，糖尿病患者外周神经脊神经背根神经元中 neuritin 表达下降，因此，neuritin 的减少也是引起糖尿病神经病变的原因之一[10]。

综上所述，关于糖尿病的研究从未停止，关于糖尿病致病机制、药物及新型疗法需要更进一步的探索，糖尿病并发症、伴发病相关性的研究也日益增多，积极预防、早发现、早诊断、早治疗及延缓并发症的发生发展是糖尿病临床研究永恒的主题。

参考文献

[1] Hua X, Lung TW, Palmer A. How Consistent is the Relationship between Improved Glucose Control and Modelled Health Outcomes for People with Type 2 Diabetes Mellitus? a Systematic Review [J]. Pharmacoeconomics, 2017, 35(3): 319-329.

[2] Casula M, Mozzanica F, Scotti L. Statin use and risk of new-onset diabetes: A meta-analysis of observational studies[J]. Nutr Metab Cardiovasc Dis, 2017, 27(5): 396-406.

[3] Warner GT, Perry CM. Spotlight on ramipril in the prevention of cardiovascular outcomes[J]. Am J Cardiovasc Drugs, 2003, 3(2): 113-116.

[4] Asal NJ, Wojciak KA. Effect of cilostazol in treating diabetes-associated microvascular complications[J]. Endocrine, 2017, 56(2): 240-244.

[5] Cantú-Brito C, Mimenza-Alvarado A, Sánchez-Hernández JJ. Diabetes mellitus and aging as a risk factor for cerebral vascular disease: epidemiology, pathophysiology and prevention[J]. Rev Invest Clin, 2010, 62(4): 333-342.

[6] Yamagishi S, Matsui T. Nitric oxide, a janus-faced therapeutic target for diabetic microangiopathy-Friend or foe[J]. Pharmacol Res, 2011, 64(3): 187-194.

[7] Duh EJ, Sun JK, Stitt AW. Diabetic retinopathy: current understanding, mechanisms, and treatment strategies[J]. JCI Insight, 2017, 2(14): 93751. doi: 10.1172/jci.insight.93751.

[8] Sun H, Cong X, Sun R. Association between the ICAM-1 K469E polymorphism and diabetic retinopathy in Type 2 diabetes mellitus: a meta-analysis[J]. Diabetes Res Clin Pract, 2014, 104(2): 46-49.

[9] Van Krieken R, Krepinsky JC. Caveolin-1 in the Pathogenesis of Diabetic Nephropathy: Potential Therapeutic Target[J]. Curr Diab Rep, 2017, 17(3): 19.

[10] Zhou S, Zhou J. Neuritin, a neurotrophic factor in nervous system physiology[J]. Curr Med Chem, 2014, 21(10): 1212-1219.